胃肠癌手术

彩色图谱

主　　编：李乃卿
副主编：史晓光
彩图协编：武　江
文字协编：周柯鑫

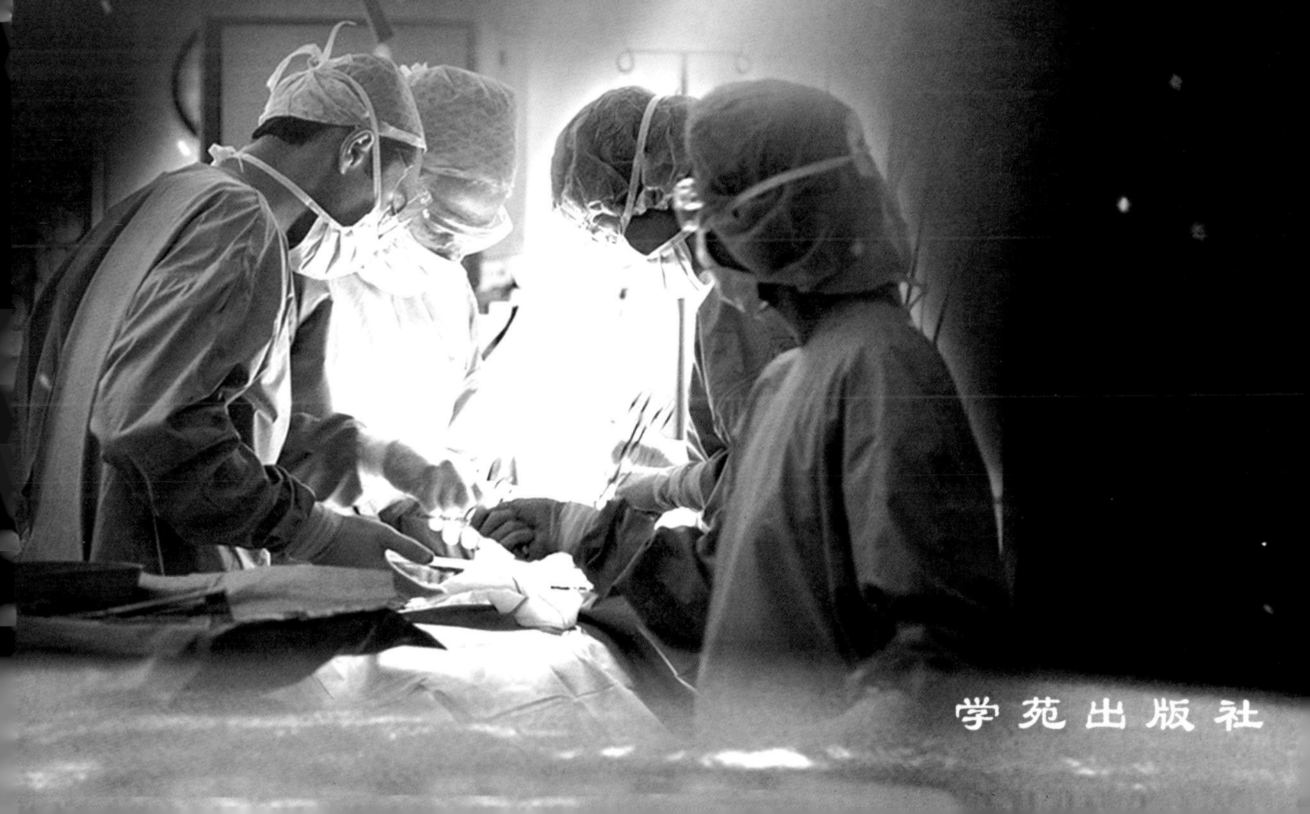

学苑出版社

图书在版编目(CIP)数据

胃肠癌手术彩色图谱/李乃卿主编.-北京：学苑出版社，2007.8
ISBN 978-7-5077-2933-7 Ⅰ.胃... Ⅱ.李... Ⅲ.
①胃肿瘤-外科手术-图谱②肠疾病：肿瘤-外科手术-图谱 Ⅳ.R735.05-64
中国版本图书馆CIP数据核字（2007）第139535号

责任编辑：付国英　林 霖
封面设计：武 江
出版发行：学苑出版社
社　　址：北京市丰台区南方庄2号院1号楼
邮政编码：100079
网　　址：www.book001.com
电子信箱：xueyuan@public.bta.net.cn
销售电话：010-67675512、67602949、67678944
经　　销：新华书店
印 刷 厂：北京博图彩色印刷有限公司
字　　数：200千字
版　　次：2007年7月北京第1版
印　　次：2007年7月北京第1次印刷
印　　数：0001-3000册
定　　价：55.00元

前　言

胃肠道癌的清扫性手术，是目前胃肠道癌最有效的治疗手段，但手术操作较为复杂，手术方式的选择也多种多样。尤其在基层医院，手术中存在的问题更为突出，故迫切需要对中、晚期胃肠道癌的外科治疗有一个统一的正确的指导规范，借以提高患者术后的生存质量和五年存活率。《胃肠癌手术彩色图谱》正是这样一部力图展示规范性手术的专科论著，希望它能对年轻的肿瘤外科医师在临床操作时有所启迪和裨益。

作者根据自己多年的临床经验，又参考在日本国立癌中心时的临床实践和搜集的资料，以及国内有关专业著作，编绘成胃肠道癌的彩色手术图谱。本图谱分为胃肠癌系统知识、腹部解剖学基础、机械吻合器的应用、胃癌、结肠癌、直肠癌六个章节，介绍多种规范性手术的操作步骤；并结合术式特点，提出了不同的应用解剖和手术原则；针对每种手术，重点介绍麻醉、患者体位、手术适应证、手术操作步骤。近年来吻合器械的广泛应用，提高了手术操作的安全性和简易性，故本图谱也较详细地介绍了吻合器械在胃肠道重建中的应用。关于联合脏器切除及术后并发症的处理，限于篇幅，本书不再论述。

本图谱力求形象、逼真，具有鲜明的立体感，色质及光质贴近真实组织结构，使读者如身临术中操作。

本图谱在编写过程中，得到有关人员的大力支持和鼓励，谨向杨扬博士、辛明医师，山西振东制药有限公司李艳霞等表示感谢。

由于本人的水平所限，经验不足，彩图的缺点和错误一定较多，恳请同道们指正。

李乃卿

2006年岁末于北京

目 录

第四章　胃癌

第五章　结肠癌

第六章　直肠癌

第一章 胃肠癌系统知识

第一节 胃 癌

胃癌(gastric carcinoma)是全世界最常见的恶性肿瘤。我国部分医学院恶性肿瘤尸检资料的统计表明，胃癌占我国消化道恶性肿瘤的第 1 位，全身癌肿的第 3 位。我国胃癌患者男性多于女性，男女之比约为 3：1，发病年龄以 40～60 岁为多见。我国胃癌平均死亡年龄为 61.9 岁，男性为 61.1 岁，女性为 62.2 岁。

胃癌的发病率有比较明显的地理分布特征，日本、智利、奥地利、芬兰、俄罗斯等国是胃癌高发区，而美国、新西兰、澳大利亚、马来西亚等国胃癌的发病率较低；我国的高发区集中在山东半岛、辽东半岛、华东沿海的江苏、浙江、上海和福建以及内陆地区的宁夏、甘肃、山西和陕西，而南方各省如广东、广西、湖南、四川和云南则发病率比较低。

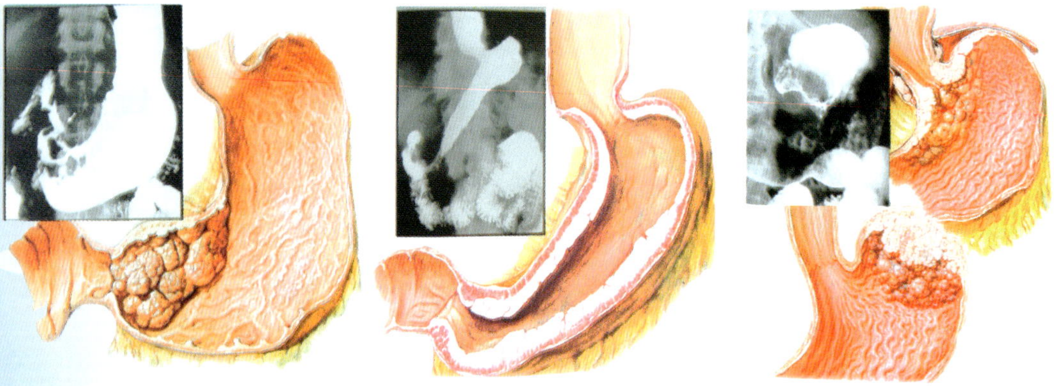

（1）巨块型胃窦癌　（2）浸润型全胃癌　（3）溃疡型胃底癌

图 1-1　胃癌的大体分型

【病因】

虽然胃癌的病因不十分明确，但已知与以下因素有关。

1. 饮食习惯

饮食习惯与胃癌的关系较为密切，是胃癌发生最主要的原因。摄入高浓度食盐可使胃黏膜屏障损伤，造成黏膜细胞水肿，此时若再给予致癌性亚硝基化合物则可增加胃癌诱发率。熏制食品多含有较严重的包括3，4-苯并芘在内的多环芳烃化合物，如烤鱼中含多环芳烃化合物；蛋白、氨基酸在高温下的分解物具有致突变作用。以上食物可增加胃癌发病的机率。

2. 幽门螺旋杆菌(HP)

HP为带有鞭毛的革兰氏阴性细菌，在胃黏膜上生长、代谢，并产生氨，从而中和胃酸引起低胃酸，致使分解硝酸盐的细菌易在胃内滋生，并产生具有致胃黏膜癌作用的亚硝酸盐以及N-亚硝基化合物；HP的代谢产物还包括一些酶和毒素，它们会直接损害胃黏膜，导致DNA的损伤，诱发基因突变。也就是说，HP并非是直接致癌物，而是通过对胃黏膜的损伤，促进病变发展，从而使患胃癌的风险增高。

3.某些胃部慢性疾患

胃癌的发生，特别是肠型胃癌，发病为多因素作用下的多阶段过程。一些慢性胃疾患，如慢性萎缩性胃炎（CAG）、胃粘膜肠上皮化生（IM）和异型性增生（DYS）均与胃癌的发病有密切联系；胃息肉的癌变率为10%左右，特别多见于直径>2cm者；胃酸缺乏症、恶性贫血者胃癌发病率明显高于一般人。

4.遗　传

胃癌在少数家庭中显示有聚集性，并在高发家族成员中发现壁细胞抗体水平较高，存在细胞介质的免疫缺陷。一级亲属患胃癌比例显著高于二级、三级亲属。如果将胃癌分为肠型和弥漫型，显示弥漫型胃癌亲属发病风险更高。

血型与胃癌存在一定关系。A型血人的患胃癌的危险性高于其他血型20%～30%。

5.其他因素

某些职业暴露，如煤矿、石棉、橡胶行业，胃癌相对高发，这可能与煤矿、石棉工人将带有较高粉尘、石棉的痰液吸入胃内，橡胶工人作业环境中检出有亚硝基化合物有关。土壤中铜与锌的含量比例也可能与胃癌的发病率高低有关。

吸烟可能导致胃癌，并随吸烟量增加而有升高的趋势。吸烟造成胃癌危险性增高的机制尚不清楚，可能与烟雾中含有的多种致癌物溶于口腔唾液中进入胃内有关。此外，吸烟者口腔中硫氰酸含量高，可使经血液进入口腔的硝酸盐还原成亚硝酸盐。

表 1-1 胃癌部位划分

胃部位	
上 1/3	U(upper)
中 1/3	M(middle)
下 1/3	L(lower)

【病理】

1．大体形态

胃癌好发于胃窦部（约占 50%），其次为胃小弯、贲门，胃大弯和前壁较少。胃癌的大体形态，随病期不同而分为早期胃癌和进展期胃癌。胃癌的部位划分见表 1-1。

（1）早期胃癌

癌组织浸润深度仅限于黏膜层或黏膜下层，则不论病变大小，有无淋巴结转移均为早期胃癌。癌灶面积 6～10mm² 者为小胃癌，<5mm² 者为微小胃癌；癌灶仅限于腺管内，未突破腺管基底膜者为原位癌。三者均为早期胃癌。

内镜可将早期胃癌按形态分为 4 型：① I 型（隆起型）：癌块突出>5mm，呈息肉状，表面凹凸不平呈颗粒或结节状，有灰白色物覆盖，色泽鲜红或苍白，有出血斑或糜烂。肿物直径多>1cm，基底为广基或亚蒂。② II 型（浅表型）：癌块微隆与低陷在 5mm 以内。又分为 3 个亚型：即 II a（浅表隆起型）、II b（浅表平坦型）、II c（浅表凹陷型）。③ III型（凹陷型）：凹陷>5mm，底部为坏死组织，形成白苔或污秽苔，易出血，边缘不规则呈锯齿或虫咬样，周围粘膜隆起。④ 混合型：如 II c + III型、II a + II c 等。

以上各型中，以 II a、III型及 II c + III型最多见，占早期胃癌的 2/3 以上。年龄越轻，III型越多；年龄增大则 I 型增多。I 型面积多比III型大，微小癌灶多为 II c 型。

(2) 进展期胃癌

又称中、晚期胃癌。病变超过黏膜下层。国内主要根据其生长方式不同分为3型：①块状型癌：小的如息肉样，大者可呈蕈状巨块，突入胃腔内，表面常破溃出血、坏死或继发感染。病变较局限，生长缓慢，转移相对较晚。②溃疡型癌：癌中心部因坏死呈溃疡状，溃疡基底较浅，四周边缘呈不规则隆起，质硬，溃疡直径一般>2.5cm，周围有不同程度的浸润。细胞分化程度较低，早期亦可侵入浆膜层。此型发生穿孔及出血者较多见。③弥漫型癌：癌细胞弥漫浸润于胃壁各层内，病变可累及胃的一部分或全部，病变部位胃壁增厚、僵硬、管腔狭窄、呈革袋状胃。若病变仅局限于幽门窦部，可形成极度的环状狭窄和胃扩张。此型胃癌细胞分化最低，恶性程度高，淋巴结转移发生较早（图1-1）。

国际上主要根据肿瘤的外生性和内生性部分的相对比例进行分类，将浸润至固有肌层以下的进展期胃癌划分为4型，即Bormann分类（图1-2）：

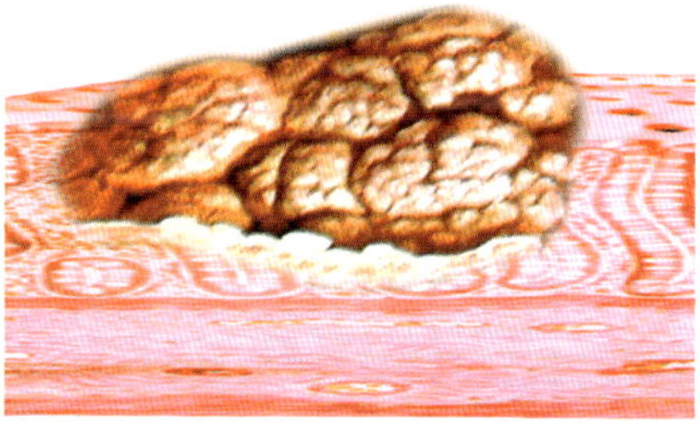

I型（结节型）

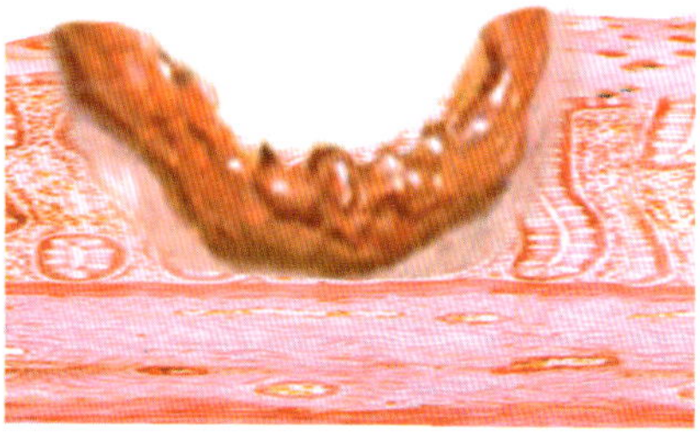

II型（局限溃疡型 ）

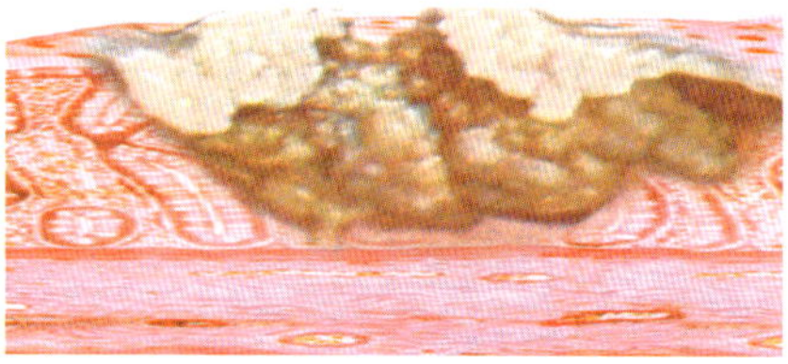

III型（浸润溃疡型）

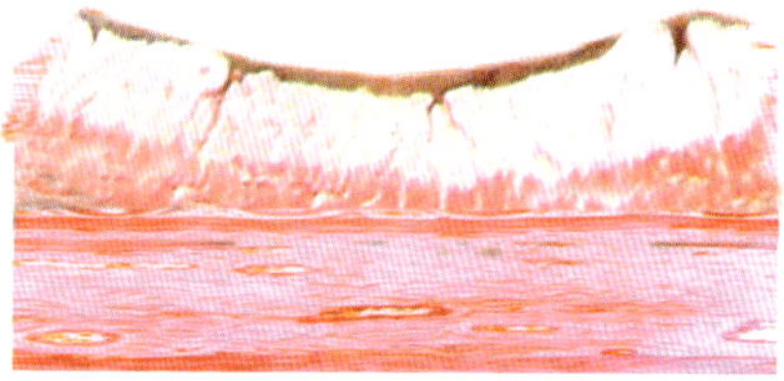

IV型（弥漫浸润型）

图 1-2 进展期胃癌 Bormann 分型

①Ⅰ型（息肉样型或称结节型）：肿瘤主要向胃腔内生长，隆起明显，呈息肉状，基底较宽，界线较清楚，溃疡少见，可有小的糜烂。此型较少见，约占3%～5%。

②Ⅱ型（局限溃疡型）：肿瘤有较大溃疡形成，边缘隆起明显，界线较清楚，向周围浸润不明显。此型约占30%～40%。

③Ⅲ型（浸润溃疡型）：肿瘤有较大溃疡形成，其边缘部分隆起，部分被浸润破坏，界线不清，向周围浸润明显，癌组织在黏膜下的浸润范围超过肉眼所见肿瘤边界。此型约占50%左右。

④Ⅳ型（弥漫浸润型）：呈弥漫性浸润生长，边界不清，由于癌细胞的弥漫浸润及纤维组织增生，可导致胃壁增厚、僵硬，即“皮革胃”；若肿瘤局限于胃窦部，可形成极度环状狭窄。此型约占10%左右。

这种分类法与疾病预后、组织学类型的联系较为密切，故应用比较广泛。

2．组织学分类

按世界卫生组织（WHO）提出的分类，将胃癌分为：①腺癌，包括乳头状腺癌、管状腺癌、低分化腺癌、粘液腺癌、印戒细胞癌；②腺鳞癌；③鳞癌；④未分化癌；⑤未分化类癌。此外，还有最近才被认识和报道的肝样腺癌、壁细胞样腺癌、绒毛膜上皮癌等。

芬兰的Lauren根据胃癌的生物学特征，将胃癌分为肠型、弥漫型和其他型。其中，肠型多属分化较高的管状或乳头状腺癌，呈局限性生长；弥漫型分化差，呈浸润生长。此分型方法目前也在世界上得到了广泛应用。

3．扩散转移

癌大多系单中心发生，即由胃的一处黏膜上皮细胞发生癌变而来，少数可由多中心发生。当癌细胞侵破基底膜进入固有膜后，可在固有膜内蔓延扩散，之后随着癌肿的发展，可通过以下的途径进行扩散和转移。

(1) 直接浸润蔓延

胃的远端癌可侵及十二指肠，其蔓延方式主要是在浆膜下浸润的癌细胞越过幽门环或黏膜下的癌细胞通过淋巴管蔓延，很少是沿黏膜直接连续性蔓延；近端癌则可直接扩展侵犯食管下端，也可直接蔓延至肝、胰、网膜、横结肠及腹膜等。

(2) 淋巴转移

是胃癌的主要转移途径。癌细胞常侵犯胃的黏膜和黏膜下淋巴丛，并由此转移至胃周淋巴结、主动脉旁淋巴结及腹腔动脉旁淋巴结。淋巴结转移，一般是由近及远，但恶性程度较高的癌肿可表现为所谓的跳跃式转移，最常见的有2处：①通过肝圆韧带淋巴管转移到脐周围；②通过胸导管转移到左锁骨上淋巴结。

根据淋巴结转移的先后顺序可将胃的淋巴结分为16组（图1-3）。

(1) 贲门右淋巴结
(2) 贲门左淋巴结
(3) 小弯淋巴结
(4) 大弯淋巴结
(5) 幽门上淋巴结
(6) 幽门下淋巴结
(7) 胃左动脉旁淋巴结
(8) 肝总动脉淋巴结
(9) 腹腔动脉周围淋巴结
(10) 脾门淋巴结
(11) 脾动脉淋巴结
(12) 肝十二指肠韧带内淋巴结
(13) 胰十二指肠后淋巴结
(14) 肠系膜根部淋巴结
(15) 结肠中动脉周围淋巴结
(16) 腹主动脉旁淋巴结

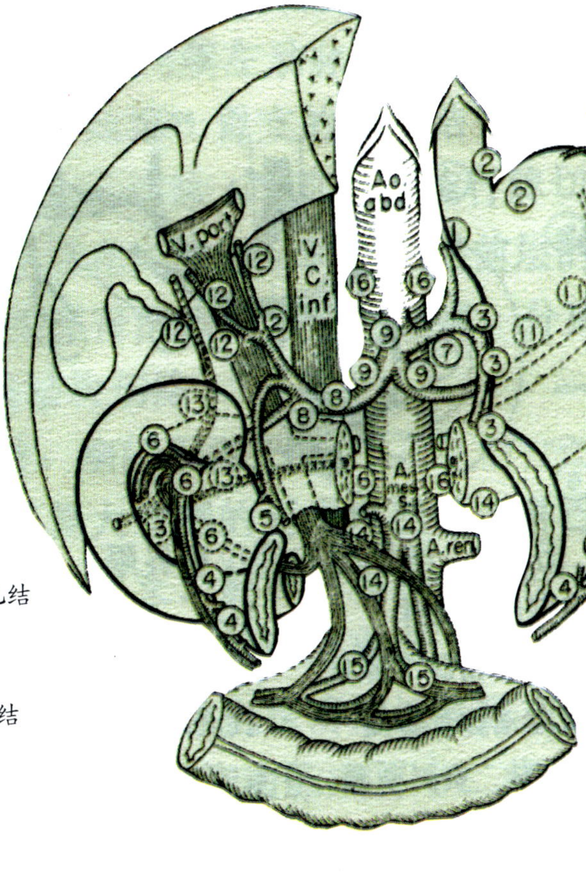

图1-3 胃的淋巴结分布

(3) 血行转移

多发生在癌的晚期，最常见的受累器官为肝、肺，其他依次为胰、肾上腺、骨等。

(4) 腹腔种植转移

癌组织浸出胃浆膜后，癌细胞可由浆膜脱落到腹腔，或癌转移的淋巴结破裂而在整个腹腔里广泛播散，常伴大量血性腹水，此时多是疾病的晚期。腹膜种植最易发生于上腹部，肠系膜之上，位于后壁的肿瘤可种植于小网膜囊。直肠膀胱陷凹处的种植是胃癌晚期的征象。

(5) 卵巢转移

胃癌易发生卵巢转移，即所谓Krukenberg瘤。转移途径尚不完全清楚，一般认为由腹腔种植转移，以右侧多见，或右侧先于左侧。有时卵巢转移癌也可作为首发症状，因此临床上在诊断卵巢肿瘤时应考虑到胃癌转移的可能。

【临床表现】

1. 症 状

胃癌早期往往无明显症状，但随肿瘤的发展逐渐影响胃的功能，有时可由于形成溃疡或发生梗阻而出现不同症状。至于腹部扪及肿块或出现转移淋巴结时已属晚期症状。

(1) 胃部痛

是胃癌最常见也最易被忽视的症状，即使是早期胃癌的病人，80%左右均有胃部痛的症状。初起时仅感上腹部不适，或心窝隐隐作痛，或时有膨胀或重压感，易被认为是胃炎、溃疡病等。胃窦部胃癌常可引起十二指肠的功能改变，而出现节律性疼痛，以及类似溃疡的症状；直到病情进一步发展，疼痛发作频繁、加重，症状持续，甚至出现黑便或发生呕吐时，才引起重视，此时往往已属中、晚期癌，治疗效果也较差。若疼痛持续加重且向腰背放射，常是胰腺受侵犯的晚期症状。肿瘤穿孔时也可引起剧烈腹痛的胃穿孔症状。

(2) 食欲减退、消瘦、乏力

这些症状虽非胃癌所特有，但有时可作为胃癌的首发症状。有此症状者约占4%。多数患者食后饱胀、嗳气、胃部不适，食欲下降和厌食肉类食物；随病情进展，食欲明显下降，出现日益消瘦、乏力及贫血等症状，甚至出现恶病质。

(3) 恶心、呕吐

早期仅有轻度恶心，多因肿瘤增大引起梗阻或胃功能紊乱所致。贲门部肿瘤开始时可出现进食不顺利感，随着病情发展可出现食物返流及吞咽困难。胃窦部癌引起幽门梗阻时可呕吐有腐败臭味的隔夜食物。

(4) 出血和黑便

早期胃癌有时可见少量出血，有此症状者约20%。小量出血可仅有大便潜血阳性；合并有溃疡或肿瘤破溃侵及血管时，可有较大量出血，鲜血被胃酸作用而成褐色。因此，患者常可呕出咖啡样液及排出柏油样大便。同时也可能合并有急性穿孔。

(5) 其他症状

患者有时可因缺乏胃酸或胃排空过快而腹泻，有时可有便秘及下腹不适，易被误诊为结肠疾患。也可能出现贫血、午后低热等症状。有些病例甚至可以先出现转移灶的症状，如脐部或卵巢的肿块等。

2. 体征

一般胃癌尤其是早期胃癌常无明显的体征，有时可出现上腹部深压痛，伴有轻度肌抵抗感。晚期胃癌可出现上腹部肿块、直肠前触及肿物、脐部肿块、锁骨上淋巴结肿大等体征。有时晚期患者还可出现血性腹水，主要是由于腹膜及肝的转移癌灶或门静脉被癌组织阻塞所致。

【诊断】

1. X线钡餐诊断

X线钡餐双重对比造影检查对胃癌既能作定性诊断，也能作定量诊断。胃钡剂造影胃癌的X线征象主要有：龛影、充盈缺损、粘膜皱襞的改变、蠕动异常及梗阻性改变等。一般说来，癌性溃疡的龛影大而浅，边缘不规则，龛影周围环堤也不规则。胃癌的充盈缺损随病期早晚而大小不等，其表面不规则，基底较宽。胃癌出现的黏膜改变，可见黏膜破坏、皱襞消失，常在肿瘤隆起或溃疡处即充盈缺损或龛影周围见到突然中断的黏膜，有肿瘤浸润的黏膜呈紊乱改变或黏膜消失，肿瘤局部由于胃壁僵硬而蠕动消失。而出现常因胃癌发生在贲门或其附近、幽门或其附近，使胃入口贲门处产生阻塞致上方食道扩张，钡剂通过贲门困难而出现。若肿瘤在胃窦部造成幽门梗阻，可见胃内有滞留液，有时上部胃蠕动增强还可见逆蠕动。

2．内镜诊断

目前应用的电子内镜，直径较细，广角前视，具有高分辨率和高清晰度，还具有内窥镜、电视显示和录像摄像功能。近来的超声内镜，可凭五层回声带的改变来辨别胃癌的浸润深度，甚至发现胃外淋巴结转移。

内镜下隆起型早期胃癌应与良性息肉鉴别：当息肉呈广基型<0.5cm，亚蒂型<1.0cm，有蒂型<2cm，多为良性，且息肉表面光滑规则，色泽多与周围黏膜相同，如充血也多均匀一致。凹陷型与良性溃疡鉴别：过去常以溃疡大小与经治疗后溃疡是否愈合作为良性鉴别要点，但近年检出的1cm以下胃癌并不少见，因为癌性溃疡表面坏死组织脱落后可被新生癌上皮覆盖形成假性愈合。良性溃疡底部光滑、有白苔无岛状黏膜残存，边缘黏膜无凹凸不齐、中断、杵状、融合等。但最后确诊还得靠在直视下活检，且取材数目以4～6块为宜，应分散在病灶各处，凹陷病变应在其四周取材。

3．胃脱落细胞学检查及胃液分析

胃镜直视下细胞学检查可与活检结果互相验证。也有采用胃刷刷拭法获取细胞，胃刷刷检时应注意接触病灶范围应大并需适当加压才易于获得；也可采用吸引法收集细胞，多点吸引表面液体涂片送检；或对准病灶部位，用生理盐水或醋酸缓冲液冲洗病灶再吸出冲洗液，离心沉淀涂片检查；还可采用细胞印片法，将钳取的活组织放在玻片上印片，然后送检。胃癌细胞的形态学特征有癌细胞表面成簇、多种形态或重叠，出现印指环状细胞；细胞内核比例增大、核膜增厚、核仁增大，核染色质不规则和颗粒大等。

胃癌病人多显示胃游离酸缺乏或减少，即使注射组织胺后，游离酸的改变仍不明显。

4．超声波检查

过去因受胃腔内气体影响而限制了超声波检查在胃癌诊断方面的临床应用。随着水充盈胃腔法及胃超声显像液的普及应用，超声对胃癌的诊断也得到了越来越广的临床应用。此检查法可实时显示胃壁蠕动状况，不仅可显示肿瘤的大小、形态、内部结构、生长方式、癌变范围，同时还可显示肿瘤在壁内浸润的深度及壁外浸润、转移状况，从而弥补了 X 线及内窥镜的不足。

5．生化、免疫检查

一般常用的胃癌标记物有 CEA、CA19－9、CA－125、CA72－4 等。据资料报道，当术前病人血清中 CEA、CA19－9 及 CA－125 的水平升高时，常已不能施行治愈性切除手术或手术预后不佳。当术后血清中此类标记物阳性，则常意味着肿瘤的复发。约 70% 的肿瘤切除病例，血清中 CEA 或 CA19－9 水平的高低变化反映肿瘤对化疗是否有效。因此，目前普遍认为，这些肿瘤标记物仅有助于判断肿瘤的预后及化疗的疗效，而对胃癌的诊断帮助不大。

近来也发现，血清中胃蛋白酶（PG）的水平与胃癌的发生有一定关系。现已知道，在胃癌中占大多数的肠型胃癌是由萎缩性胃炎逐步演变而来，尤其是有非典型增生的重度萎缩性胃炎常被视为胃癌癌前病变，而血清 PG 的含量常可反映胃粘膜病变。PGI 主要由胃底腺主细胞分泌，PG Ⅱ 则除上述腺体外，还由胃窦和幽门腺分泌。当胃腺体萎缩，主细胞减少时，血清 PGI 含量趋于下降；当萎缩性胃炎伴有肠化生，胃窦腺向胃体延伸时，则 PG Ⅱ 含量增多。因而 PGI 的水平及 PGI/PG Ⅱ 的比值能作为反映胃粘膜病变的指标。当胃底及胃窦部粘膜病变均较轻时，PGI/PG Ⅱ 的比值最高；当胃底病变较轻，胃窦发生萎缩、肠化生时，PGI/PG Ⅱ 值呈中等程度降低。当病变累及范围较广泛时，由于 PGI 含量下降，PG Ⅱ 含量上升，PGI/PG Ⅱ 值则显著降低。

【鉴别诊断】

胃癌在临床上常需与胃良性肿瘤、肉瘤、慢性胃炎等鉴别；胃癌患者上腹部出现肿块时，应与胰腺肿块或横结肠肿块区别；胃癌肝转移时应与原发性肝癌鉴别；胃癌晚期出现腹水时，还必须与结核性腹膜炎及门静脉高压症的腹水区别；尤其要注意胃癌与胃溃疡的鉴别（表1-2）。

表1-2 胃癌与胃溃疡病的鉴别

	胃癌	胃溃疡
病史和症状	病程短，发展快，呈进行性；疼痛无规律性，呈持续性加重，服用抗酸剂常不能奏效；常有食欲减退，伴有呕吐	病程缓慢，有反复发作史；长期典型的溃疡疼痛，服用抗酸剂能缓解；一般无食欲减退
体征	短期内出现消瘦，体重减轻，贫血，恶病质；可出现上腹部包块；晚期可出现左锁骨上淋巴结肿大或直肠前凹肿块	如无出血、幽门梗阻等并发症，则全身情况改变不大；无上腹部包块、左锁骨上淋巴结肿大或直肠前凹肿块
实验室检查	胃液分析胃酸减低或缺乏，并可能查到癌细胞；大便隐血常持续阳性	胃酸正常或偏高，查不到癌细胞；合并出血时大便潜血为阳性，治疗后可转阴性
X线钡餐检查	肿瘤处胃壁僵硬，蠕动波中断或消失；溃疡面>2.5cm，龛影不规则，边缘不整齐；突出胃腔内肿块可呈充盈缺损	胃壁不僵硬，蠕动波可以通过；溃疡面<2.5cm，为圆形或椭圆形龛影，边缘平滑，无充盈缺损
纤维胃镜检查	溃疡不规则，边界不平整、锯齿状，有高耸的竖式梯形凹陷，溃疡底凹凸不平，组织极脆、易出血，出血来自边缘；周围粘膜多见广泛糜烂，颜色苍白或淡红，皱襞中断	溃疡呈圆形或椭圆形，规则，边界清楚光滑，基底平坦，有白或灰黄苔覆盖，如有出血则来自底部；周围粘膜水肿、充血，愈合者可显红晕，皱襞向溃疡集中

【临床分期】

1. TNM 分期

胃癌病灶的浸润深度和淋巴结转移程度是胃癌患者 2 个非常重要的预后因素，也是评估疾病进展、制定合理的治疗方案和统计、评估治疗效果的重要依据。因此，1982 年起国际抗癌联盟（UICC）、美国肿瘤联合会（AJCC）和日本胃癌协会（JGC）联合磋商制定了胃癌统一的分期方案，1987 年颁布了胃癌第 4 版分期法。此分期方案主要根据癌灶对胃壁的浸润深度、区域性转移淋巴结距离癌灶的距离、有无远处转移，将胃癌分为：Ⅰ（$Ⅰ_A$、$Ⅰ_B$）、Ⅱ、Ⅲ（$Ⅲ_A$、$Ⅲ_B$）、Ⅳ期。目前临床应用的 TNM 分期法（表 1-3）主要内容如下:

T：指原发肿瘤癌灶浸润胃壁的深度。

T_0：无原发肿瘤证据。

T_{is}：原位癌。肿瘤位于粘膜内，未侵及粘膜。

T_1：肿瘤局限于粘膜（M）或粘膜下组织（SM）。

T_2：肿瘤越过 SM，但浸润局限于固有肌层（MP）或浆膜下组织（SS）。

T_3：肿瘤越过 SS 组织，达到浆膜或穿透浆膜。

T_4：肿瘤穿透浆膜，并侵及其他脏器（包括腔内扩展至其他器官）。

N：指区域淋巴结转移个数。

N_0：没有淋巴结转移。

N_1：1～6 个淋巴结转移。

N_2：7～15 个淋巴结转移。

N_3 15 个以上淋巴结转移。

M：指远处转移。

M_0：未发现远处转移。

M_1：有远处转移。

表 1－3 国际 TNM 分期法(NCCN)

分期	N_0	N_1	N_2	N_3
T_1	$Ⅰ_A$	$Ⅰ_B$	Ⅱ	Ⅳ
T_2	$Ⅰ_B$	Ⅱ	$Ⅲ_A$	Ⅳ
T_3	Ⅱ	$Ⅲ_A$	$Ⅲ_B$	Ⅳ
T_4	$Ⅲ_A$	Ⅳ	Ⅳ	Ⅳ

2. 日本的胃癌临床分期

日本胃癌处理规约首版制定于1962年，后经多次修订，1999年6月日本胃癌学会（JGC）出版了第13版胃癌处理规约（见表1-4）。该规约的胃癌分期与国际抗癌联盟（UICC）的新TNM分期不同点在于：

（1）转移淋巴结的分期是依据淋巴结的解剖位置

根据肿瘤部位，将区域淋巴结分为3站（N_1～N_3）；将超出区域的淋巴结转移列为远处转移（M_1），取消N_4。其相应分期如下。

N_0：无淋巴结转移。

N_1：转移的淋巴结限于第1站。

N_2：转移的淋巴结达第2站。

N_3：转移的淋巴结达第3站。

（2）远处转移

如肝转移分为H_0、H_1、H_X；腹膜转移为P_0、P_1、P_X；其他远处转移（指区域以下的淋巴结、皮肤、肺、骨、脑、胸膜等）分为M_0、M_1、M_X；对腹腔游离癌细胞的检测分为CY_0（未见癌细胞）、CY_1（找到癌细胞）、CY_X（未检测癌细胞）。

表1－4　JGC第13版胃癌分期法

分期	N_0	N_1	N_2	N_3
T_1	I_A	I_B	II	IV
T_2	I_B	II	III_A	IV
T_3	II	III_A	III_B	IV
T_4	III_A	IV	IV	IV
$P_1CY_1M_1$	IV	IV	IV	IV

【治疗】

1．手术治疗

外科手术是治疗胃癌的主要手段，也是目前能治愈胃癌的唯一方法。胃癌清扫术应遵循以下三点要求：①充分切除原发癌灶；②彻底清扫胃周围淋巴结；③完全消灭腹腔游离癌细胞和微小转移灶。近年由于麻醉和手术前后处理的进步，使手术的安全性已相对提高，因此除确已有远处转移或恶病质外，均应争取手术探查及切除。要做好充分的术前准备，纠正蛋白质缺乏和贫血、纠正水电解质平衡紊乱。如术中发现有广泛转移（肝、腹膜、肠系膜等）、腹水或癌肿明显固定，应放弃清扫性手术。若仅与肝左叶或横结肠有局限性浸润，并非清扫性手术切除的禁忌。

（1）根据TNM分期指导外科手术的原则

按照国际胃癌 TNM 分期法对早、中、晚期病例手术范围归纳意见如下：

① 早期胃癌（I_0，I_A）：D_1 术式胃次全切除并清扫第一站淋巴结的标准术式。若为粘膜内的小胃癌（直径≤1cm）或微小胃癌（直径≤5mm），手术范围还可相应缩小。范围较大的粘膜内表浅扩散型癌或已侵及粘膜下层的早期胃癌，则考虑 D_2 手术。

② 中期胃癌（Ⅱ、$Ⅲ_A$ 期）：强调首次切除的彻底性。幽门窦癌行远端近全胃切除术；胃底、体区行全胃切除术＋D_2 术；怀疑有脾门或脾动脉等多个淋巴结转移，以及肿瘤侵及胰体、尾时，应合并脾脏、胰体尾切除术（D_3），也有的提倡 D_1 术式。

③ 晚期胃癌（$Ⅲ_B$、Ⅳ期）：对$Ⅲ_B$期胃癌，应力争按中期癌原则行清扫手术。对Ⅳ期病例则应积极提倡作姑息性切除术，同时辅以综合疗法。

（2）清扫性切除手术

彻底切除胃癌原发灶、转移淋巴结及受浸润的组织是胃癌清扫手术的基本原则，也是目前能达到治愈目的的主要手段。目前一般存在 2 种术式，即清扫性胃次全切除及清扫性全胃切除术。常见的胃窦癌清扫手术切除范围是：小弯侧切除游离癌肿上缘 6～

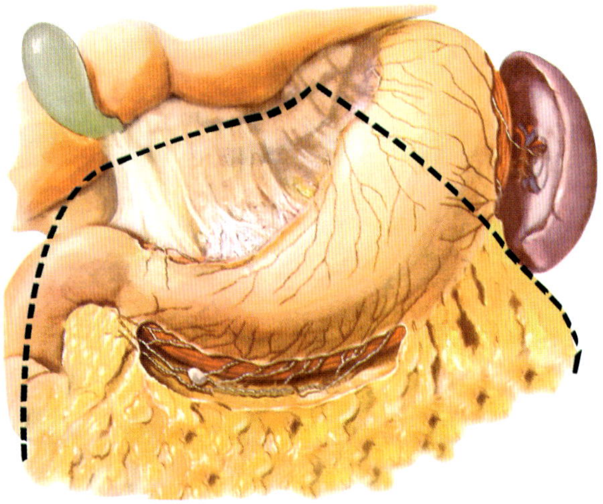

图 1-4 胃窦癌清扫手术切除范围

8cm，下缘达幽门下方2～3cm；大弯侧切除点约位于脾门下；在腹腔动脉处结扎胃左动脉，从而整块地切除连同淋巴结在内的大、小网膜组织（图1-4）。

清扫性全胃切除术虽有利于淋巴结的彻底切除及防止胃残端因切除不彻底而复发，但手术死亡率较高，且术后并发症与远期营养障碍等后遗症较多，因此，胃窦癌一般选用清扫性胃次全切除术。对小弯侧需切除到贲门附近；大弯侧已结扎部分胃短血管且又必须切除脾时，仍须设法保留部分胃底。小弯高位胃癌和贲门癌可根据切除标准施行下端食管和近端胃的胃大部分切除术。对于失去清扫条件的晚期癌肿，但伴有幽门梗阻者，可考虑行胃空肠吻合术以解决进食问题。

(3) 胃肠重建术

①清扫性胃次全切除后，可行Billroth Ⅰ式或Billroth Ⅱ式胃肠重建术。

Billroth Ⅰ式：吻合方法简单，生理结构破坏较小，可有效地避免胆汁、胰腺液返流入残胃，引起残胃炎、残胃癌；且胰头十二指肠充分游离，残胃与十二指肠吻合容易。后壁第一层为间断浆肌层缝合，第二层为间断全层缝合；前壁第一层为水平褥式内翻全层缝合，第二层为间断浆肌层缝合（图1-5）。

Billroth Ⅱ式：适用于胃、十二指肠对合紧张时。首先于结肠中动脉左侧无血管区施行系膜造孔，再将空肠上段距空肠曲韧带10cm拉出于系膜造孔，空肠近端对残胃小弯侧，空肠远连续全层内翻缝合；前外层为间断浆肌层缝合（图1-6，1-7）。

②清扫性全胃切除后，消化道重建术的方法较多，有食管、十二指肠吻合术，食管、空肠吻合术，肠管“代胃术”等。其中食管、空肠吻合术的具体操作多种多样，“代胃术”的样式也很多。各种重建术式的优缺点，在此不介绍。但需注意的是，将空肠上

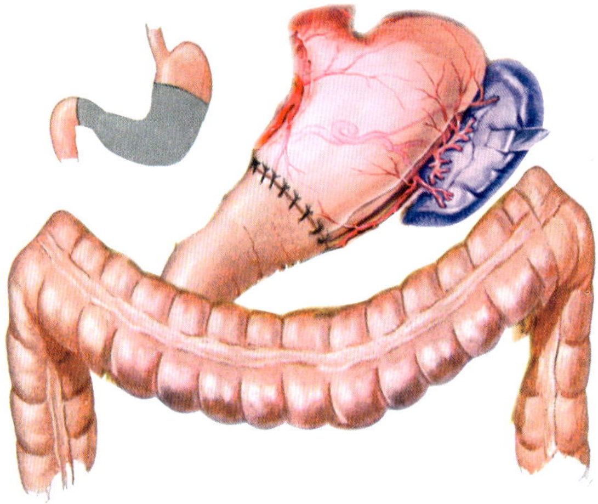

图1-5　胃癌Billroth Ⅰ式吻合术

端对残胃大弯侧，施行Hofmeister变式吻合术。后外层间断浆肌层缝合，第二层为全层毯边缝合；前壁第一层为段肠管及其系膜上提行食管空肠端侧吻合，再距该吻合口下方40cm处，在横结肠系膜下方，将空肠近端与远端

行侧侧吻合。此手术可防止反流性食管炎，操作也较简单，但不能贮存食物，易发生倾倒综合症（图 1-8）。

（4）淋巴结切除范围

目前将 16 组淋巴结按常规转移的早晚顺序分为 3 站。沿胃小弯、胃大弯

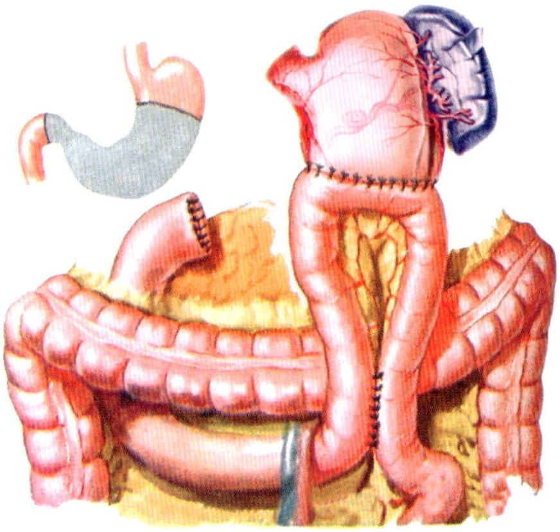

图 1-6　胃癌 Billroth Ⅱ 式结肠前吻合术

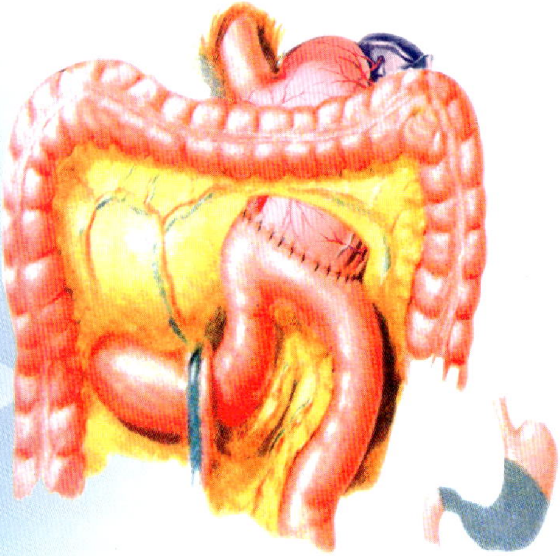

图1-7 胃癌Billroth Ⅱ 式结肠后吻合术

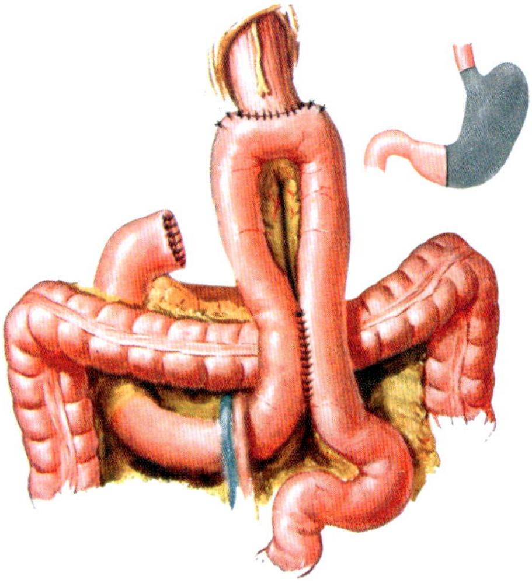

图 1-8　胃癌全胃切除术

表1-5　胃癌部位与淋巴结组站的关系

胃癌部位	第一站N_1	第二站N_2	第三站N_3
全胃	①②③④⑤⑥	⑦⑧⑨⑩	⑪⑫⑬⑭
胃窦部	③④⑤⑥	①⑦⑧⑨	②⑩⑪⑫⑬⑭
胃体	①③④⑤⑥	②⑦⑧⑨⑩⑪	⑫⑬⑭
贲门部	①②③④	⑤⑥⑦⑧⑨⑩⑪	⑫⑬⑭

各组淋巴结为第1站，腹腔动脉、胃左动脉、肝总动脉、脾动脉周围的各组淋巴结为第2站，其余为第3站。但精确分站还需要根据胃癌位置而定（表1-5）。如常见的胃窦癌第1站淋巴结为③、④、⑤、⑥，第2站为①、⑦、⑧、⑨，其余为第3站。

根据淋巴结清扫的范围不同，可有4种不同的清扫术式：D_0（未完全清扫第1站淋巴结）、D_1（清扫了全部第1站淋巴结）、D_2（清扫到全部第2站淋巴结）和D_3（清扫全部3站淋巴结）。现一般认为，淋巴结切除均应清扫到第2站，即D_2清扫术式；对于早期未超出黏膜内范围的胃癌，也可施行D_1术式。

（5）内镜黏膜切除术

将早期胃癌在内镜下作完全切除是20世纪80年代内镜治疗技术的重要进展。该术式能否成功的关键是：病变为早期且无淋巴结转移，并能在内镜下将病变完全切除。下列情况下的早期胃癌一般不会有淋巴结转移：① 直径<5mm的早期胃癌。② 直径<2.5cm的隆起型早期胃癌。③ 直径<2cm的无溃疡凹陷型早期胃癌。④ 直径<1.5cm的混合型早期胃癌。尤其是上述情况下分化较好、浸润较浅的胃癌更不易发生转移。

目前内镜下作早期胃癌粘膜切除的适应症尚未完全统一，一般认为下列情况可以考虑:① 无疤痕的粘膜内癌；② I型（包括位于腺瘤者）、II型早期胃癌；③ 直径<1.5cm的早期胃癌。对于某些有手术禁忌症的早期胃癌或拒绝手术者也可考虑。

2. 化学药物治疗

胃癌的辅助性化疗的目的主要是治疗术后存在的亚临床转移灶，以巩固手术疗效，减少术后复发。

(1) 常用化疗方案

1）单一用药：替加氟、优福定口服；氟脲嘧啶+亚叶酸钙静脉给药。

2）联合化疗方案：① FMV 方案：氟脲嘧啶、丝裂霉素、长春新碱组成。氟脲嘧啶 500 mg/m²，静脉滴注；丝裂霉素 4mg/m²，静脉注射；长春新碱 2 mg/m²，静脉注射。每周 2 次，5 周一个疗程。② FAM 方案：由氟脲嘧啶、多柔比星和丝裂霉素组成。氟脲嘧啶 500mg/m²，第 1、8、29、36 日静脉滴注；多柔比星 30mg/m²，第 1、29 日静脉注射；丝裂霉素 10mg/m²，第 1 日静脉注射。每 2 个月重复一次。有效率为 21%～42%。③ EAP 方案：由多柔比星、顺铂和依托泊苷组成。多柔比星 20mg/ m²，第 1、7 日静脉注射；顺铂 40mg/m²，第 2、8 日静脉滴注；依托泊苷 120mg/m²，第 4、5、6 日静脉滴注。每 4 周重复一次。有效率可达 56%～73%，完全缓解率可达 10%，但毒性较大。

3）大剂量化疗：随着一些细胞因子、粒细胞集落刺激因子（G-CSF）、粒细胞－巨噬细胞集落刺激因子（GM-CSF）的临床应用，特别是自体骨髓或外周血造血干细胞移植，开创了大剂量化疗治疗胃癌的先河，但效果究竟如何尚难以确定。

(2) 胃癌化疗方案的实施

1）术前化疗：对估计不能清扫切除的进展期胃癌患者可行术前给药。一般采用短期单一大剂量用药，如术前 1 周给氟脲嘧啶 750mg ＋亚叶酸钙 200mg，3～5 日。

2）术中化疗：对术中不能清扫切除或估计切除不彻底时可采用一次大剂量用药。于局部动脉或静脉注入氟脲嘧啶 1000mg 或丝裂霉素 10～20mg，也可于腹腔喷洒上述药物。

3）清扫术后辅助化疗：早期胃癌清扫术后原则上不进行化疗。

④ 晚期胃癌化疗：对于无法手术、非清扫术或术后复发的晚期患者可采用以联合化疗为主的综合疗法。每疗程间需间歇 1～2 个月，第 1 年化疗不少于 3 个疗程。

3.胃癌的放射治疗

胃癌是一种对放射线敏感度低的肿瘤，而胃的邻近器官肝、胰对放射线敏感，加之胃癌的腹腔淋巴结转移范围难以估计，因而给放射野的设计和照射剂量的估计带来一定困难。但作为综合治疗的手段之一，放射治疗可配合手术提高清扫率，有助于消灭手术野中的亚临床转移灶，以及残留或复发胃癌的姑息治疗。

术前放疗适用于胃窦或胃体部的Ⅱ、Ⅲ期胃癌，Borrmann Ⅰ、Ⅱ型也宜于作术前放疗，分化较差的未分化或低分化腺癌疗效也佳。

放疗一般从小剂量开始，总量DT 3500～4000 cGy/4周。未分化癌DT 3000～3500 cGy/3周。原则上放疗结束后2周进行手术。术中放疗可一次术中照射3000cGy。但要注意防止放射性肠炎、放射性胰腺炎等并发症。术后放疗常用于胃癌做姑息切除后有残余病灶或未能切除的淋巴结，可在术中做标记后采用术后放疗。照射总量DT 5000～6000 cGy/6周，一般可在术后3周开始照射。

第二节　大肠癌

一、结肠癌

结肠癌（carcinoma of colon）是肠道的常见恶性肿瘤。由于生活水平不断提高，生活习惯和饮食结构的改变，人均寿命延长，结肠癌的发病率明显增高，有超过直肠癌的趋势。在北美、西欧，结肠癌占内脏恶性肿瘤的第 1 或第 2 位，在我国为第 4～6 位。

1

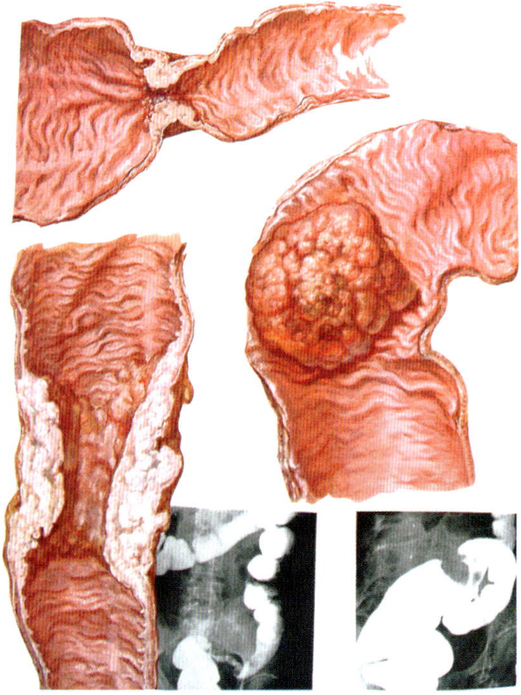

3

2

1 横结肠癌
2 直肠癌
3 升结肠癌

图 1-9　不同部位的结肠癌

【病因】

结肠癌的病因尚不十分清楚，半数以上来自腺瘤恶变，某些诱发因素或与其相关的高危因素已被公认。

1. 癌前病变

如结肠腺瘤、溃疡性结肠炎、结肠血吸虫肉芽肿等均与结肠癌的发生关系密切。

2. 遗传因素

结肠癌的发生与遗传易感性有关，如遗传性非息肉性结肠癌。大肠癌从腺瘤到癌的演变过程中，包括癌基因激活、抑癌基因失活、错配修复基因突变及危险修饰基因等发生的遗传突变等方面。一般而言，从正常细胞向癌细胞演变需10～15年。

3. 饮食因素

过多脂肪、蛋白质、胆固醇的摄入与结肠癌的发病有一定关系。特别是脂肪，对肠道内胆汁酸、胆固醇的代谢、菌群组成与细菌酶活性有影响；胆汁酸能改变细胞通透性，可促进肠道致癌物吸收，具有致癌活性，并可对肠道上皮产生刺激，使肠道上皮细胞增生，促进癌肿形成。缺乏新鲜蔬菜，维生素A、维生素C和纤维素食品，以及可产生多种诱变剂与致癌物的高温烹调肉类、鱼类，有导致结肠癌发生的危险。

【病理】

1. 病理分型

(1) 按肿瘤大体形态分型

①肿块型：多见于右半结肠，尤其是盲肠（图1-10-1）。

②浸润型：多见于左半结肠，沿肠壁浸润，易引起肠腔狭窄从而形成肠

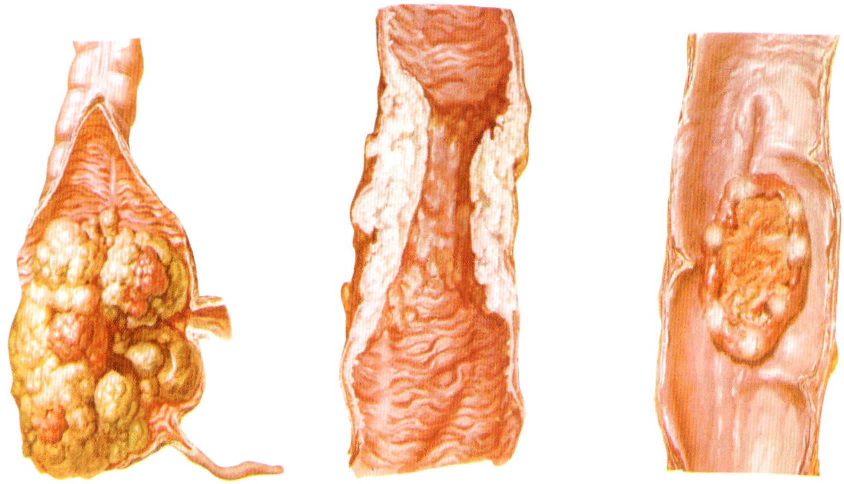

图 1-10 结肠癌大体分型

梗阻（图 1-10-2）。

③溃疡型：是结肠癌最常见的类型，病变向肠腔深层发展，并向四周浸润（图 1-10-3）。

（2）按组织学进行分型

①乳头状腺癌：约占 5%。癌细胞组呈粗细不等的乳头状，具有不同的分化程度。

②管状腺癌：约占 67.22%。癌组织主要由腺管状结构组成，按其分化程度有高、中、低分化腺癌之分。

③黏液腺癌：约占 18.34%。癌组织中有大量黏液为其特征。

④印戒细胞癌：约占 3.39%。为黏液腺癌中分化出来的一种类型，整个细胞呈印戒状，核偏一侧，呈圆形或卵圆形。

⑤鳞状细胞癌：占 0.351%～1%。癌组织呈典型鳞状结构，其分化程度多为中到低度。

⑥腺鳞癌：约占 0.6%。肿瘤内腺癌与鳞癌两种成分混合出现，腺癌部分分化好，鳞癌部分分化较差。

⑦未分化癌：约占 0.2%。肿瘤内癌细胞弥漫成片，或呈团块状，癌细胞大小、形态较一致。

2. 病理分期

(1) Dukes 分期法

1935 年，Dukes 提出直肠癌分期，至今其基本原则仍为国际所公认。我国卫生部医政司 1991 年确定的《中国常见恶性肿瘤诊治规范》也建议采用 Dukes 临床病理分期法作为大肠癌分期的诊断依据。

A 期：癌肿未穿出肌层（仅限于肠壁内），无淋巴转移。

B 期：癌肿已穿出深肌层，侵入浆膜、浆膜外或结肠周围组织，但无淋巴结转移。

C 期：癌肿已发生淋巴转移。若淋巴转移仅局限于癌肿附近，如结肠壁及结肠旁淋巴结为 C_1 期；若淋巴结转移至系膜和系膜根部为 C_2 期。

D 期：已有腹腔或远处转移，或广泛侵及邻近脏器无法切除者。

(2) TNM 分期法（表 1-6）

T 代表原发肿瘤：T_0，无原发证据；Tis，原位癌；T_1，肿瘤侵及黏膜下层；T_2，肿瘤侵及固有肌层；T_3，肿瘤穿透肌层至浆膜下；T_4，肿瘤穿透脏层腹膜，侵及其他脏器或组织。

N 代表区域淋巴结：N_0，无淋巴结转移；N_1，转移区域有 1～3 个淋巴结；N_2，转移区域有 4 个及 4 个以上淋巴结。

M 代表远处转移：M_0，无远处转移；M_1，有远处转移。

表 1-6　TNM 分期与 Dukes 分期比较

	TNM 分期法	Dukes 分期法
0	Tis	
I	$T_1N_0M_0$	A
	T_2	
II	T_3	B
	T_4	
III	任何 TN_1	C_1
	N_2	C_2
IV	任何 T、N、M	D

3. 转移途径

结肠癌可以通过直接浸润、种植、淋巴及血行转移。

(1) 淋巴转移

为主要转移途径。癌细胞经细胞外间隙渗入淋巴管，沿淋巴道转移至肠壁和结肠旁淋巴结，到肠系膜血管周围及其根部淋巴结（图1-11）。

(2) 血行转移

比较常见，相当多的患者手术时发现已有肝转移，其次是肺、骨骼等。

(3) 直接浸润

当癌浸润穿破肠壁后可直接浸润到邻近肠壁或组织器官，如十二指肠、肝、胆囊、膀胱、输尿管，甚至侵犯胃而形成内瘘。

(4) 种植转移

穿破浆膜的癌细胞可脱落进入腹腔，在大网膜、肠系膜、内脏腹膜面、盆腔腹膜反折等处种植；也可在肠腔内种植播散，或出现医源性种植播散。

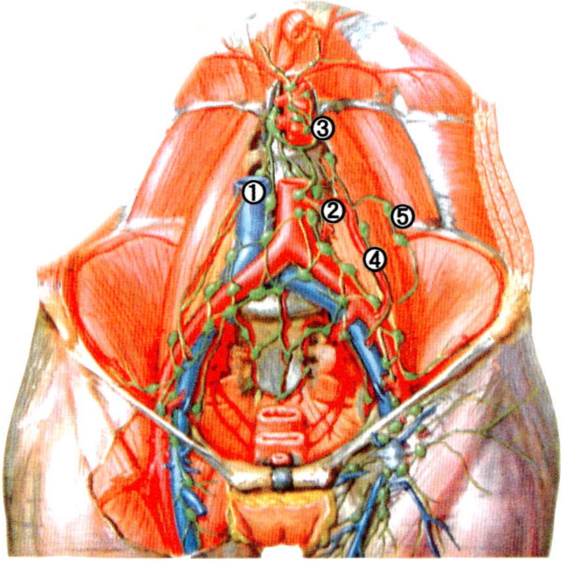

①腹主动脉旁淋巴结
②腹腔下动脉淋巴结
③左结肠动脉旁淋巴结
④中间淋巴结
⑤结肠壁淋巴结

图1-11　左半结肠的淋巴结分布

【诊断】

1.病史

40岁以上出现不明原因的消瘦、无明显诱因的大便习惯及粪便性状发生改变，同时又是高危人群，如亲属有直肠癌病史、癌症史、肠道腺瘤或息肉史者；大便黏液脓血，而无痢疾、溃疡性结肠炎病史者；近期有持续腹部不适、腹痛、胀气，经一般治疗后，贫血、体重减轻、结肠区出现包块等症状不缓解者，应做相应辅助检查，多可确诊。

2.临床表现

结肠癌早期无特异性表现，以后主要症状有排便习惯或粪便形状改变、腹痛、腹部肿块、肠梗阻及全身慢性中毒症状。右半结肠癌、左半结肠癌临床表现各有其特点。

(1) 右半结肠癌临床表现

①贫血：由于右半结肠内大便为稀糊状，盲肠、升结肠肠腔较大，蠕动又频繁，癌肿出血常和大便均匀混合，致使长期出血而肉眼不易发觉，故贫血成为患者的突出表现。

②腹部肿块：为右半结肠癌常见症状，多因肿瘤本身或肿瘤侵及邻近器官以及肠周炎性粘连造成，后期可因梗阻使近侧肠内积粪引起。早期肿块可有一定活动度，晚期则固定、有压痛。病灶在阑尾周围时应注意与阑尾周围脓肿相区别。

③腹痛：早期症状之一，多为持续性钝痛或仅有腹胀感。若造成梗阻，则疼痛加重或呈阵发性绞痛。

(2) 左半结肠癌临床表现

①便血：粪便进入左半结肠后，由于水分再吸收，大便逐渐变成固体状，磨擦病灶引起出血远较右半结肠癌多见，故便血成为突出症状之一。

②黏液便：与肿瘤性质有关，腺瘤癌变者有大量黏液便，溃疡型结肠癌患者也常见黏液便。

③肠梗阻：与肿瘤性质有关，多表现为低位不全性梗阻，若肿瘤阻塞完全时则梗阻症状加剧。左半结肠癌有时首发症状为急性完全性肠梗阻。

无论是左半或右半结肠癌，早期都可能有排便习惯和粪便性状的改变；后期可因慢性失血而出现消瘦、乏力、低热等症状；晚期则有肝大、黄疸、腹水、水肿、直肠前壁指诊可触及包块、锁骨上淋巴结肿大及恶病质等表现。

3．实验室与其他检查

（1）X 线气钡双重对比造影：可发现肠腔狭窄或充盈缺损、龛影等。必要时做 CT、MRI 检查或选择性肠系膜动脉造影。

（2）纤维结肠镜或电子肠镜：不仅可看到肠内病变的形态和范围，更重要的是可取活组织进行病理检查以确诊。

（3）血清 CEA 检查：60% 结肠癌患者 CEA 升高，尤其是动态观察 CEA 对判定术后预后和复发有重要价值。

【鉴别诊断】

在诊断结肠癌时应注意与大肠恶性淋巴瘤、大肠类癌、大肠脂肪瘤、平滑肌瘤、溃疡性结肠炎、阿米巴痢疾、局限性肠炎、肠结核、阑尾周围脓肿等相鉴别。

【治疗】

治疗原则为：①早期采用以彻底手术切除为主的中西医综合疗法。②术后有计划化疗及配合中医，最大限度杀灭体内残留癌细胞。③晚期失去手术时机，则采用综合非手术疗法（中药＋化疗＋放疗＋免疫治疗）。

1．术前准备

除注意纠正全身水、电解质紊乱和酸碱失衡外，可口服肠道抗菌药、中药泻剂进行肠道准备，一般认为不宜用灌肠办法。

（1）全肠道灌洗

灌洗液应≥600ml，也可加入抗生素。但目前对该法仍有争议，认为灌肠肠道准备会引起肿瘤扩散。

（2）术前2周进流质饮食

同时配合口服肠道抗菌药物（如甲硝唑等）和泻剂（如蓖麻油10～30ml或硫酸镁15～20g，每日1次），或中药承气汤加减。

（3）口服5%～10%甘露醇法

此法虽然简便，但肠道细菌酵解甘露醇可产生易爆炸气体，故术中不宜使用电刀。

2.结肠癌清扫术

手术方式和范围应根据肿瘤部位、浸润深度、转移范围以及是否伴有肠梗阻而定。病变范围小或局限者应行彻底清扫术；广泛浸润或有转移者只宜行减症或减量（姑息性）手术，以缓解病情，改善症状，为综合治疗创造条件。

（1）右半结肠切除术

适用于盲肠、升结肠、结肠肝曲的癌肿。切除范围包括盲肠、升结肠、结肠肝曲、右半横结肠。

（2）横结肠切除术

适用于横结肠癌。切除范围包括大网膜、横结肠及其系膜和部分升、降结肠。

（3）左半结肠切除术

适用于结肠脾曲和降结肠癌。切除范围包括左半横结肠、降结肠及部分乙状结肠；或切除全部乙状结肠，做结肠-直肠吻合术。

（4）乙状结肠切除术

适用于乙状结肠癌。切除范围包括部分降结肠、乙状结肠及直肠上段。

二、直肠癌

直肠癌(carcinoma of rectum)是指直肠起始部到齿状线之间的癌，是消化道常见的恶性肿瘤，在消化道癌中居第2位。我国直肠癌发病率呈上升趋势，其特点是沿海地区比西部地区发病率高，城市比农村发病率高，男性比女性发病率高，青年人(<30岁)发病率高，低位直肠癌所占比例高（约占直肠癌75%），且绝大多数癌肿可通过直肠指诊触及。

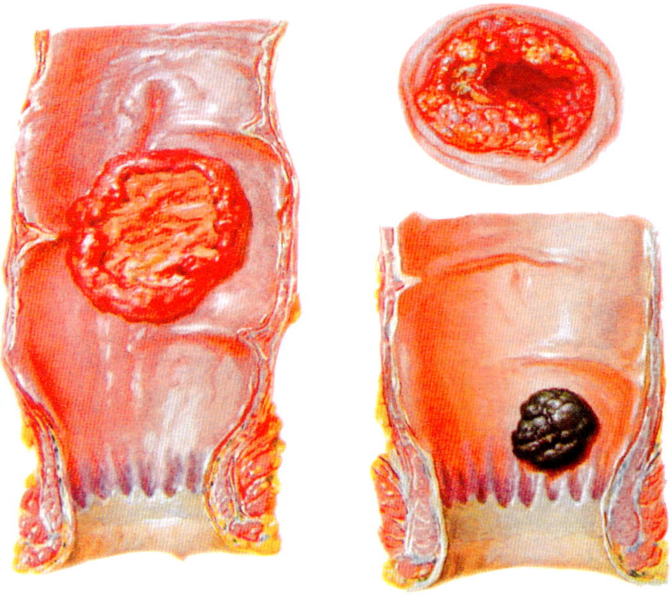

图1-12　下段直肠癌

【病因】

1. 饮食因素

高脂肪、高蛋白质饮食可使粪便中的致癌物质3-甲基胆蒽及有致癌作用的氨基酸增多，从而诱发直肠癌的发生。同时，少纤维的食物易使肠道内粪便停留时间延长，使致癌物质在肠内与肠黏膜接触时间增多。

2. 癌前病变

结肠、直肠腺瘤性息肉、腺瘤、绒毛状腺瘤、家族性腺瘤息肉病的癌变率可达25%～75%。

3. 直肠慢性炎症

如溃疡性结肠炎，因长期的慢性炎性刺激，使肠道黏膜反复破坏与增生修复，导致癌变。

4. 遗传因素

直肠癌的易感人群中，结、直肠癌家族成员的发病率较一般人高3～4倍。

【病理】

1. 大体分型

(1) 溃疡型

肿瘤表面形成较深的溃疡，边缘隆起，形状为圆形或椭圆形，向四周浸润，易出血。由于分化程度较低，故恶性程度高，转移早，预后较差。

(2) 隆起型

又称肿块型、髓样癌或菜花型癌。肿瘤突出，呈结节状、息肉状或菜花状隆起，边界不清，向四周浸润少，预后较好。

(3) 狭窄型

又称硬癌或浸润型癌。癌组织向肠壁各层弥漫性浸润，使局部肠壁增厚，表面无溃疡和隆起，肠腔变窄，分化程度低，转移早而预后差。

(4) 胶样型

肿瘤外形各异，可呈隆起、溃疡或弥漫性浸润，但外观及切面均呈透明胶冻状。

2. 组织类型

(1) 腺癌

癌细胞排列呈腺泡状或腺管状，也可分化为乳头状腺癌和管状腺癌，腺癌占75%～85%。

(2) 黏液腺癌

癌组织中有大量黏液为其特征，由分泌黏液的癌细胞组成。恶性程度高，占10%～20%。

(3) 未分化癌

癌细胞弥漫成片或巢状，不形成腺管或其他组织结构，癌细胞较小且形态一致，预后最差。

(4) 印戒细胞癌

癌细胞为中、小圆形细胞，细胞质内充满黏液成分，恶性程度较高。

(5) 类癌

癌细胞大小、形态、染色较一致，呈多边形，胞质中等，核圆，染色不深，常呈巢团状、缎带状、腺泡状和水纹状4种结构。

(6) 其他

如鳞癌、恶性黑色素瘤、平滑肌肉瘤、恶性淋巴瘤，均少见。

3. 播散途径

(1) 直接浸润

直肠癌横轴蔓延比纵轴蔓延迅速。累及肠腔一周，估计需要18～24个月；穿透肠壁全层需12～18个月。直接浸润可穿透浆膜累及邻近器官如子宫、膀胱等。下段直肠癌由于没有浆膜的屏障作用，容易直接侵入附近器官如前列腺、精囊腺、阴道、输尿管等。

(2) 淋巴转移

直肠癌的主要转移途径是淋巴转移，它也是决定直肠癌手术方式的依据。上段直肠癌首先向上沿直肠上动脉、肠系膜下动脉、腹主动脉旁淋巴结转移；然后向两侧经肛提肌上淋巴结、髂内淋巴结和闭孔淋巴结转移。发生逆行性转移的现象非常少见，通常在正常流向受阻时才逆行向下转移。下段直肠癌（以腹膜反折为界）仍以向上和向侧方转移为主。临床大量资料表明，大部分下段直肠癌只需切除全直肠系膜，仍可行保肛手术。齿状线周围的肿瘤可向上、下转移，向下方转移表现为腹股沟淋巴结肿大（图1-13）。

（3）血行转移

癌肿侵入静脉后沿门静脉转移至肝脏，或经髂静脉转移至肺、骨骼和脑等处。10%～15%病例手术时已有肝转移；手术时挤压和癌性梗阻易造成血行转移。

（4）细胞种植转移

癌细胞通过新陈代谢过程脱落后进入肠腔，在肠腔一侧的粗糙黏膜面种植；穿过浆膜面的癌细胞可在腹膜

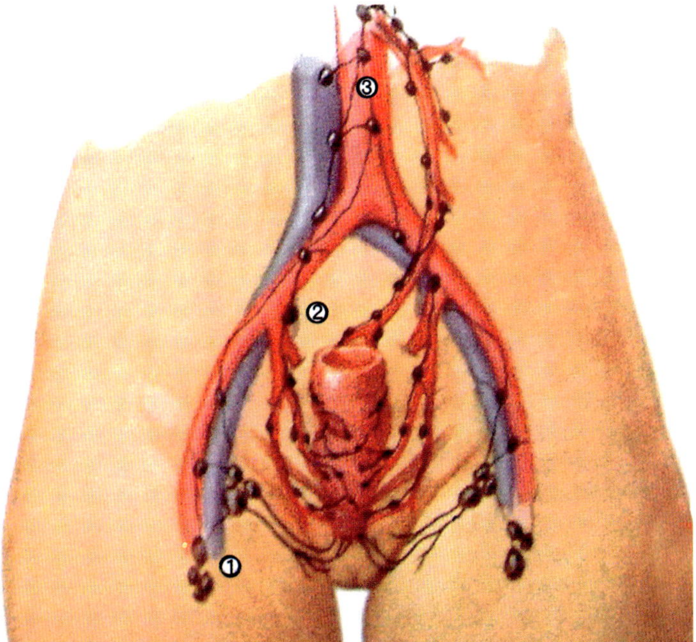

①腹股沟浅组淋巴结
②下腹部淋巴结
③主动脉前淋巴结

图1-13　直肠淋巴结分布

脏层、壁层和网膜种植形成多发性粟粒样结节。

(5) 神经鞘蔓延

癌侵及神经周围，沿神经鞘扩展；晚期经闭孔转移至坐骨神经鞘而引起疼痛。

4. 病理分期

Dukes A 期：肿瘤浸润深度仅限于直肠壁内，未超出肌层，且无淋巴结转移。

Dukes B 期：癌肿超出浆肌层，亦可侵入浆膜外或直肠周围组织，但尚能整块切除，且无淋巴结转移。

Dukes C 期：癌肿侵犯肠壁全层，伴有淋巴结转移。C_1 期，癌肿伴有癌灶附近肠壁及肠系膜淋巴结转移；C_2 期：癌肿伴系膜根部淋巴结转移，尚能清扫切除。

Dukes D 期：癌肿伴有远处器官转移，或因局部广泛浸润或淋巴结广泛转移不能清扫性切除。

我国大肠癌协作组病理组于 1980 年制定的大肠癌临床病理分期方案与 Dukes 分期基本相同，不同之处是将 Dukes A 期分为 A_1 期（肿瘤局限于黏膜下）、A_2 期（肿瘤局限于浅肌层）、A_3 期（肿瘤局限于深肌层），将 Dukes C_1 期、C_2 期合并为 C 期。

直肠癌分期的目的不仅在于估计预后，而且也可以用于指导临床治疗。我国对直肠癌只制定了临床病理分期试行方案（表 1-6），治疗前分期还未制定。目前多用 Dukes 分期法或国际 TNM 分期（表 1-6、图 1-14）。

一、我国直肠癌临床病理分期Dukes法

表1-6 Dukes临床病理分期（我国直肠癌临床病理分期试行方案）

分	期	病灶扩散范围
Ⅰ Dukes 'A	0	病变限于粘膜层（原位癌）
	1	病变侵及粘膜下层
	2	病变侵及肠壁肌层
Ⅱ Dukes 'B		病变侵及浆膜，或侵及周围组织和器官，但尚可一起作整块切除
Ⅲ Dukes 'C	1	伴病灶附近淋巴结转移（指肠壁旁或边缘血管旁淋巴结转移）
	2	伴供血管和系膜边缘附近淋巴结转移
Ⅳ Dukes 'D	1	伴远处脏器转移（如肝、肺、骨、脑等处之转移）伴远处淋巴结转移（如锁骨上淋巴结转移等）或供血管根部淋巴结广泛转移无法全部切除者
	2	伴腹膜广泛播散无法全部切除者
	3	病变已广泛浸润邻近器官而无法全部切除者

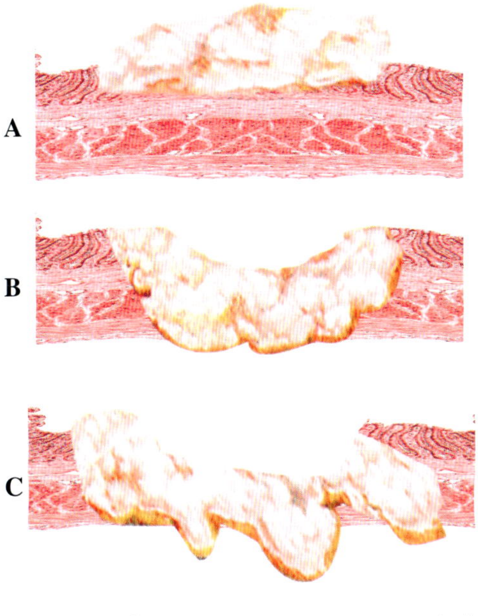

图1-14 直肠癌的Dukes' A、B、C分期

二. 国际 TNM 分期

直肠癌淋巴结分站原则，日本学者们采用肠系膜上、下动脉系统，从末梢向中枢把淋巴结分为结肠壁淋巴结、结肠旁淋巴结、中间淋巴结和主淋巴结；再按转移淋巴结沿肠壁与肿瘤的距离、沿血管分布的部位，分为第1站（N_1）、第2站（N_2）、第3站（N_3）、第4站（N_4）淋巴结。

第1站淋巴结：距肿瘤上、下缘各5cm以内的结肠壁或结肠旁淋巴结。

第2站淋巴结：①距肿瘤上、下缘各5～10cm范围内的结肠旁淋巴结；②N_1区域的淋巴流注入的中间淋巴结；③癌肿上、下缘10cm以内无中间淋巴结时，把距离癌肿最近的中间淋巴结亦作为N_2淋巴结。

第3站淋巴结：N_1、N_2区域的淋巴结流注入到主淋巴结。

第4站淋巴结：N_3以远的淋巴结。

注意，直肠癌癌下缘2～3cm内的肠壁或肠旁淋巴结为第1站。癌下缘3～6cm者为第2站。

【诊断】

1. 临床表现

直肠癌早期常无明显特异性症状，当癌肿溃烂形成溃疡或感染时才出现出血、黏液血便等症状，因而易发生漏诊或误诊。

(1) 排便习惯改变

是常见的早期症状。有排便次数增多或便意频数、里急后重、肛门下坠感或排便不尽感等直肠刺激症状，有时伴有轻微腹痛。

(2) 出血

也是最常见的早期症状。癌表面黏膜被粪便或异物擦伤时可引起，易误诊为痔疮出血。

(3) 脓血便

当供应癌肿生长的血液不能满足

表 1-7　　国际 TNM 分期

分期		TNM 标志	病变情况
0 期		Tis，N_0，M_0	组织学证明为原位癌
Ⅰ期	ⅠA	T_1，N_0，M_0	癌限于粘膜或粘膜下层，无区域淋巴结转移，无远处转移
	ⅠB	T_2，N_0，M_0 T_2，N_X，M_0	癌侵犯肌层，但未超出浆膜，无区域性淋巴结转移，无远处转移
Ⅱ期		$T_{3\sim5}$，N_0，M_0 $T_{3\sim5}$，N_0，M_0	癌穿透肠壁或浆膜，无区域性淋巴结转移，无远处转移
Ⅲ期		任何 T，N，M_0	任何深度的肠壁侵犯，区域淋巴结有转移，无远处转移
Ⅳ期		任何 T，任何 N，M_1	任何深度的肠壁侵犯，区域淋巴结有或无转移，但有远处转移

注：T：原发病灶；

Tis：原位癌；

T_0：临床未见肿瘤；

T_1：癌灶限于粘膜或粘膜下层（包括腺瘤癌变）；

T_2：癌侵犯肌层或浆膜下层，但未超出肠壁；

T_3：癌穿透肠壁侵入临近器官和组织；

T_4：癌穿透肠壁侵入邻近器官并已形成瘘管；

T_5：T_3 或 T_4 直接扩散已超出邻近组织或器官；

T_X：侵犯深度不能肯定；

N：区域淋巴结；

N_0：淋巴结无转移；

N_1：淋巴结已转移；

N_X：淋巴结情况未加描述或未记录；

M：远处转移情况；

M_0：无远处转移；

M_1：有远处转移；

M_X：未测定有无远处转移。

肿瘤生长时，肿瘤发生出血坏死、溃烂，继发感染则出现脓血便或里急后重等直肠炎症状，易误诊为肠炎或痢疾。

（4）大便变细或变形

是病至后期，癌肿增大使肠腔狭窄而引起的症状。当出现肠管部分内容物通过障碍时，则有腹痛、腹胀、肠鸣音亢进等不全性肠梗阻表现。

（5）转移征象

当肿瘤侵犯膀胱、前列腺时，可有尿频、尿痛、血尿等表现。骶前神经受侵犯可出现骶尾部持续性剧烈疼痛。直肠癌晚期或有肝转移时可出现肝大、黄疸、腹水、贫血、消瘦、水肿及恶病质等。

2. 直肠指诊

直肠指诊是诊断直肠癌最重要的方法。对有便血、黏液便、大便习惯改变及大便变形者均应做直肠指诊。检查时应注意癌肿部位、大小、范围、固定程度、与周围器官关系、距肛缘的距离等。我国直肠癌中75%为低位直肠癌，可在直肠指诊时触及。

3. 实验室与其他检查

（1）粪便隐血检查

为大规模普查或对高危人群进行结、直肠癌初筛的手段，阳性者再进一步做检查。无症状粪便隐血阳性者癌肿发现率在1%以上。

（2）内镜检查

根据需要可做直肠镜、乙状结肠镜、纤维结肠镜或电子肠镜检查。直肠镜或乙状结肠镜检查可在门诊常规进行，不必做肠道特殊准备，操作简单方便。由于直、结肠癌5%～10%可多发，故诊断为直肠癌时尚需做纤维结肠镜或电子结肠镜检查，避免发生漏诊。内镜检查除可肉眼作出诊断外，还可取组织做病理学检查。

（3）钡剂或气钡灌肠检查

主要用于排除结、直肠多发癌或息肉病，对直肠癌诊断意义不大。

（4）腹部或腔内B超检查

10%～15%的直肠癌有肝转移，故术前腹部B超应列为常规检查。腔内B超检查可检测出癌肿浸润肠壁的深度及有无邻近器官受累，便于术前对其严重程度进行评估。

(5) CT检查

是术前常用的检查方法。主要用于了解肝脏、腹腔、盆腔脏器状况，为手术方案提供依据。

(6) 肿瘤标记物

CEA主要用于预测直肠癌的预后和监测复发，对早期结、直肠癌诊断价值不大。结、直肠癌患者血清CEA水平与Dukes分期成正相关，Dukes A期患者血清CEA阳性率可达25%，D期阳性率可达85%左右。

(7) 其他检查

根据需要做膀胱镜检查、阴道检查或腹股沟淋巴结检查。

【治疗】

直肠癌的主要治疗方法是手术切除、化疗辅以中药的综合疗法。手术方式应权衡利弊，尽可能保留排便、排尿及性功能。

从解剖学角度，直肠分为上段直肠和下段直肠。临床上将距齿状线5cm以内的直肠癌称为低位直肠癌；距齿状线5～10cm称为中位直肠癌；距齿状线10cm以上称为高位直肠癌。这种分类方式对直肠癌手术术式的选择有重要价值。

1. 手术治疗

无手术禁忌证的可以切除的直肠癌应尽可能早期实施清扫术，切除范围应包括肿瘤病变部位、足够的肠管、被侵犯的邻近器官、四周可能被浸润的组织、全直肠系膜淋巴结。不能实施清扫性手术者，亦应做缓解症状的减症手术（姑息性切除）；有肝转移者如能切除，应同时切除肝的转移灶。

术式选择应依具体情况决定。近

年来大量资料表明，直肠癌向远端肠壁浸润的范围较结肠癌小，<3% 的直肠癌远端转移长度>2cm，这为手术方式的选择提供了重要依据。

(1) 局部切除

①经肛门局部切除术。

②经骶后路径局部切除术：适用于早期癌肿体积小，仅局限于黏膜层或黏膜下层，分化程度高的直肠癌。

(2) 经腹会阴联合直肠癌清扫术(Miles手术)

切除范围包括乙状结肠远端、全部直肠、肠系膜下动脉旁及区域淋巴结、全部肠系膜、肛提肌、坐骨直肠窝内脂肪、肛管及肛周 3～5cm 皮肤、皮下组织和全部肛门括约肌（图 1-15），同时做永久性乙状结肠单口造瘘。也有人用股薄肌或臀大肌代替括约肌做原位肛门成形术，效果尚无定论。该术式通常适宜于距离齿状线 5cm 以内的低位直肠癌。

(3) 经腹直肠癌切除术（直肠低位前切除术，Dixon 手术）

原则上必须以清扫术为基础，远

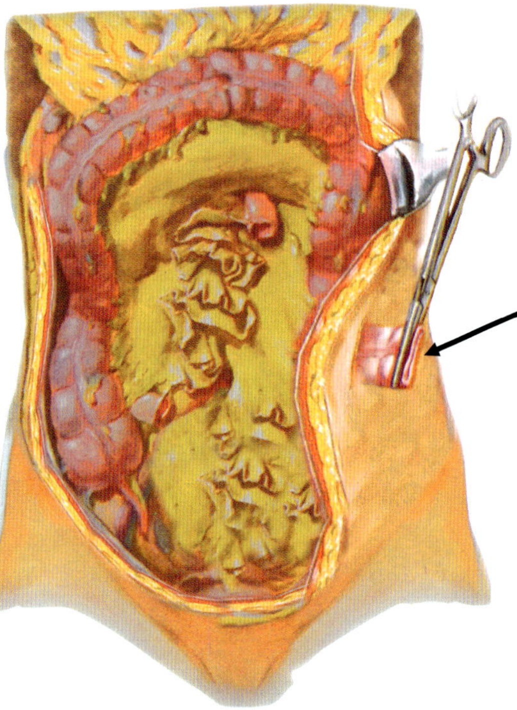

图 1-15 经腹会阴联合直肠癌清扫术（Miles 手术）

端肠管切除长度应距癌肿下3cm以上（图1-16）。该术式由于吻合口在齿状线附近，术后短期内可能出现大便次数增多，排便控制力较差。该术式患者易接受，目前应用最多，且有不少改良术式，尤其是以应用吻合器吻合，不但简捷、方便，而且可增加切除远端肠管的长度。

(4) 经腹直肠癌切除

近端造口、远端封闭手术（Hartmann手术）：适宜于全身情况差，不能耐受Miles手术或急性梗阻不宜行Dixon手术的直肠癌患者（图1-17）。

直肠癌清扫术式虽多，但基本术式仍是Miles手术和Dixon手术。不少学者在此基础上进行了术式改良。又由于吻合器使用简单、安全、方便，改良术式已逐渐被吻合器所取代。近年来，在腹腔镜下实施Miles和Dixon手术有恢复快、创伤小的优点，但在淋巴结清除、周围被侵犯脏器的处理等方面尚存有争议。至于是否进行后盆腔脏器清扫和全盆腔清扫应权衡利弊。

肛管癌多系鳞癌，是Miles手术的最佳适应证。术中应注意清扫双侧腹股沟淋巴结，术后双侧腹股沟区应行放疗。

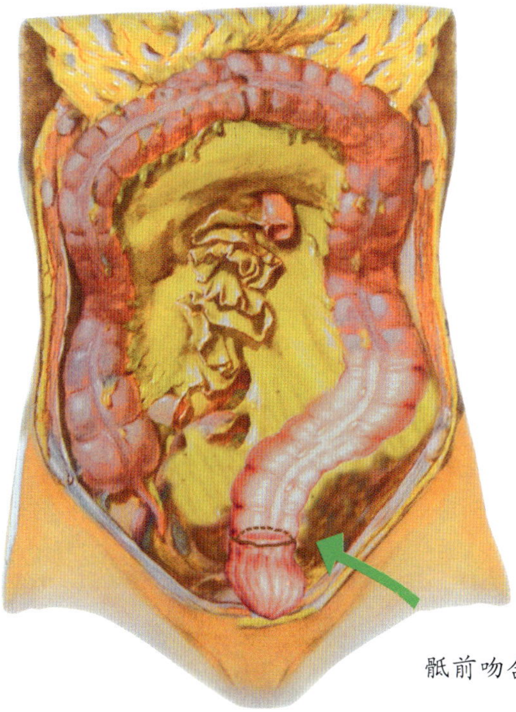

图1-16　直肠癌低位前切除术（Dixon术式）

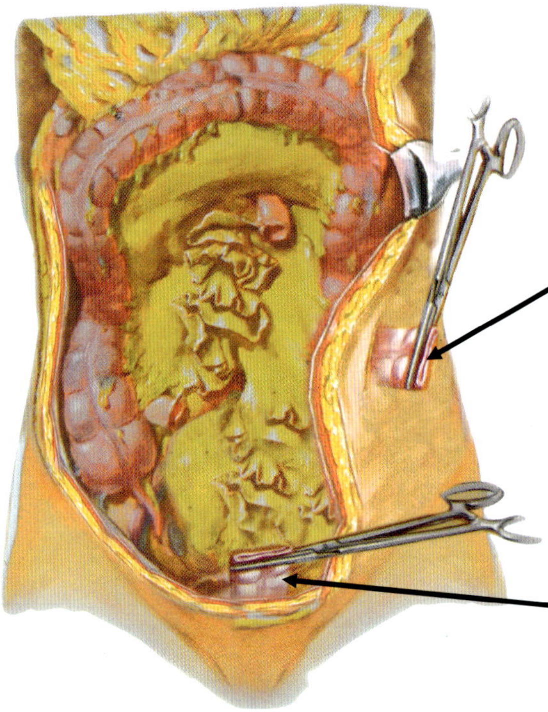

图 1-17　直肠癌切除（近端造口，远端封闭术 Hartmann 术式）

2. 放疗

可在术前施行，作为提高疗效的辅助疗法，可提高手术切除率。术后放疗用于手术不能达到目的、术后局部复发或晚期患者。

3. 化学药物治疗

术前、术中和术后均可应用。化疗是手术后辅助治疗，可能提高 5 年生存率。给药方式有动脉灌注、门静脉注入、术中肠腔灌注给药及温热灌注化疗等。化疗时机、剂量依人而定。常用方案为氟尿嘧啶加左旋咪唑或亚叶酸钙或联合铂类。

4. 其他治疗

在病变的不同时期选用不同方药辨证论治，术后放疗、化疗期间辅以中药治疗较单一应用放疗、化疗效果好。

正在研究的其他疗法如基因治疗、导向治疗、免疫疗法等，尚未广泛应用。

第二章 腹部解剖学基础

第一节 上腹部内脏的动脉供血

鉴于胃癌及其他上腹部恶性肿瘤的清扫性手术的需要，外科医师仅掌握传统的解剖学知识是十分不够的，必须对上腹部器官的解剖结构有深刻的了解，如动脉的走行，静脉的属支，淋巴的回流等，不仅要对它们有区域性的认识，而且应有全身整体性的理解。有时还应深刻理解认识器官其结构与发生学之间的相互演变关系，如只有详细了解胃、肠的发生及其系膜韧带的形成演变过程，才能建立科学合理的恶性肿瘤根治手术，使手术操作层次清楚，创伤损害小，肿瘤切除彻底，无瘤程度高，减少并发症及死亡率，从而使肿瘤根治手术质量达到新的水平。

首先要对胃的血供有充分的认识。胃的血液供应十分丰富，有小弯动脉吻合弓及大弯动脉吻合弓。单纯因手术操作损伤引起胃缺血的机会极少。胃癌引起的出血，常可导致出血性休克，甚至危及生命。

胃的动脉血液供应较为集中，最大的血液供应来自腹腔动脉（图 2-1）。胃的底部血供来自左侧膈下动脉的一根分支。胃左动脉位于胃小弯，在食管与胃连接处下方分为两支，分别走行于胃小弯的前、后壁。在胃左动脉前、后支之间为胃的裸区，大约宽 1～2cm，没有腹膜覆盖。施行全胃切除术时，必须从胃左动脉的根部进行结扎。胃癌根治术，不管远端胃大部切除，还是近端胃大部切除，都需切断结扎此动脉，方能进行区域淋巴结清扫。

胃短动脉位于胃脾韧带内，来自脾动脉的几个分支，向上走向胃底的后壁，供应此处的血液，保证胃左动脉及膈下动脉结扎后胃底的血供。切断脾结肠韧带及胃网膜左动脉，可使胃体向右移动而影响它的血供。如果将胃按肠脾曲和横结肠与大网膜分开，可使胃的活动度明显增加。一般于胃网膜左、右动脉之间施行胃大弯切开。胃网膜右动脉是在胃切除手术中需要结扎的较大血管之一，位于胃大弯幽门下方，自右向左走行，与来自脾动脉的胃网膜左动脉共同保证胃大弯的血供。

在切除十二指肠和胰头时，为控制胰腺的血供，需要结扎胃右动脉及胃十二指肠动脉，但始终要注意损伤结肠中动脉的可能性。结肠中动脉起自肠系膜上动脉，跨越胰头而至横结肠。结扎胰十二指肠下动脉的前支和后支时，应先靠近胰十二指肠下动脉的根部结扎，避免损伤结肠中动脉。

胰体的胰尾伴同脾脏能够松动游离。脾动脉位于胰腺上缘，要靠近根部结扎。近脾动脉起始部发出胰背动脉直接进入胰体。当切断胰体时，须结扎胰下动脉，它来自脾动脉或者胰大动脉。

脾的血供主要来自脾动脉，它是腹腔动脉的分支。脾动脉结扎后，仍有丰富的吻合支供血，其中有胃短动脉和胃网膜左动脉。脾动脉的外形类似蛇状，切断胃短动脉有助于脾动脉的处理。在胃底处切断结扎胃短动脉时注意不要损伤胃壁，进入胰尾的小血管须分别结扎，当脾肿大时更应谨慎仔细。

施行 Appleby 手术时，需切断腹腔动脉主干，便于清除周围的淋巴结。此时肝总动脉停止了血供，依靠肠系膜上动脉分出的胰十二指肠下动脉所代偿，这两条动脉又通过胰十二指肠前动脉（胰十二指肠上前动脉及胰十二指肠下前动脉）及胰十二指肠后动脉（胰十二指肠上后动脉及胰十二指肠下后动脉）相沟通。肝总动脉的结扎必须在胃十二指肠动脉与肝固有动脉分支前切断。

胆囊的血供来自胆囊动脉，它通常源于肝固有动脉右支。由胆囊管、肝总管和胆囊围成的三角区，其变异较大，尤其胆囊动脉的起源常不固定，最常见源于肝总管后面的肝右动脉，也可能起于肝右动脉段，行走于胆总管前方达胆囊颈后上部位。其他变异包括肝固有动脉左支、肝总动脉或胃十二指肠动脉，故此处手术时应谨慎耐心。

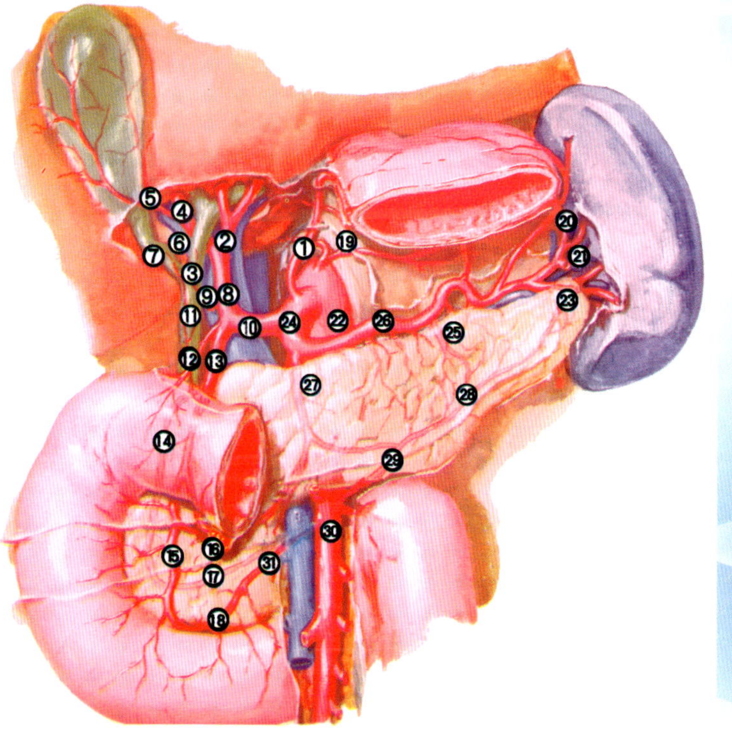

(1) 胃左动脉
(2) 肝固有动脉左支
(3) 肝总管
(4) 肝固有动脉右支
(5) 胆囊动脉
(6) 胆囊三角
(7) 胆囊管
(8) 肝固有动脉
(9) 胃右动脉
(10) 肝总动脉
(11) 胆总管
(12) 十二指肠上动脉
(13) 胃十二指肠动脉
(14) 胰十二指肠上后动脉
(15) 胰十二指肠上前动脉
(16) 胃网膜右动脉
(17) 胰十二指肠下后动脉
(18) 胰十二指肠下前动脉
(19) 膈下动脉　(20) 胃短动脉　(21) 胃网膜左动脉　(22) 腹主动脉
(23) 胰尾动脉　(24) 腹腔干　(25) 胰大动脉　(26) 脾动脉
(27) 胰背动脉　(28) 胰下动脉　(29) 中结肠动脉　(30) 肠系膜上动脉
(31) 胰十二指肠下动脉

图 2-1　上腹部的血管分布

第二节 上腹部内脏的静脉回流

上腹部的静脉回流与动脉供血相平行。门静脉接受除肝脏血以外所有腹腔内脏器的静脉回流，所以胃的静脉回流的也汇入门静韧带后方至肝门入肝，位于胆总管和肝动脉之间，故在肝硬变施行门腔静脉吻合分流时，需翻转十二指肠使静脉显露（图2-2）。

胃左（冠状）静脉汇集食管下端及胃小弯来的血液，从胰腺后方进入门静脉。它与胃右静脉有广泛的吻合，形成小弯弓。胃右静脉也汇入门静脉，这对门脉高压症具有临床意义，因为高压而使胃左静脉的分支和胃短静脉构成胃底、食管下端静脉曲张丛。

脾静脉位于胰腺的上缘，汇入肠系膜静脉而接受结肠的回血。它还接受胃大弯及胰腺的静脉回流。在进行门脉高压脾肾静脉分流时，需显露此静脉。

胃网膜左、右静脉在大弯处吻合构成大弯弓。胃大部切除时，通常在胃网膜左静脉第2～3支处切断胃大弯。

胰十二指肠前静脉和后静脉在胰头周围形成一个广泛的静脉丛，它们注入肠系膜上静脉或门静脉，在清除第12组和13组淋巴结时，应仔细解剖，彻底止血。胰头下方，胃网膜右静脉与结肠中静脉之间有小的交通支，当游离胃大弯，清除第6组和第15组淋巴结时，可能损伤此交通支，引起出血。

施行近端胃大部切除时，要注意胃短静脉的损伤，有时需垫起脾脏，避免手术中因过度牵拉而撕破脾下及（或）胃短静脉。

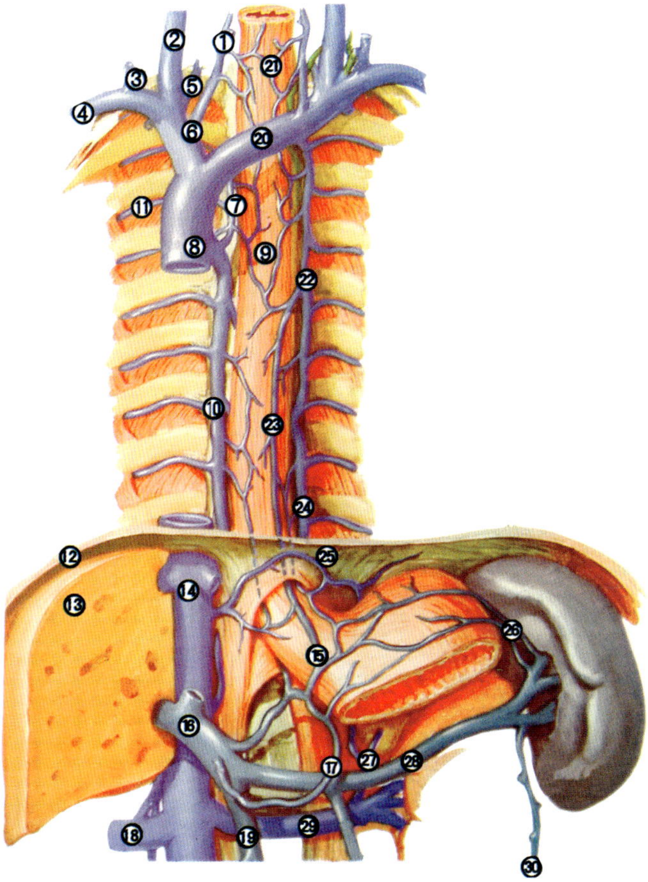

(1) 甲状腺下静脉 (2) 右颈内静脉 (3) 右颈外静脉 (4) 右锁骨下静脉 (5) 右椎静脉
(6) 右头臂静脉 (7) 右上肋间后静脉 (8) 上腔静脉 (9) 食管 (10) 奇静脉
(11) 肋间后静脉 (12) 膈 (13) 肝 (14) 下腔静脉
(15) 冠状静脉食管支 (16) 门静脉 (17) 冠状静脉 (18) 右肾静脉
(19) 肠系膜上静脉 (20) 左头臂静脉 (21) 食管前静脉丛 (22) 副半奇静脉
(23) 迷走神经伴行静脉 (24) 半奇静脉 (25) 左膈下静脉 (26) 胃短静脉
(27) 左肾上腺静脉 (28) 脾静脉 (29) 左肾静脉 (30) 胃网膜左、右静脉

图 2-2 上腹部内脏的静脉回流

第三节　下腹部内脏的动脉供血

大小肠的血供主要依靠肠系膜上动脉和肠系膜下动脉（图2-3）。肠系膜上动脉为右结肠、小肠、阑尾供应血液。结肠中动脉为肠系膜上动脉最重要的分支，右侧支与右结肠动脉和回结肠动脉相吻合，回结肠动脉又分为结肠支、回肠支、盲肠前支、盲肠后支和阑尾支。结肠中动脉左侧支与Drummond边缘动脉相通，如果施行右半结肠癌手术应于结肠中动脉、结肠右动脉和回结肠动脉的起始部进行双重结扎切断，便于淋巴结的清除。

肠系膜下动脉在屈氏韧带下方起自腹主动脉，其分支有左结肠动脉、一根或数根乙状结肠动脉和直肠上动脉。从根部结扎肠系膜下动脉后，能过Drummond边缘动脉，经由结肠中动脉左支供血，则左侧结肠、乙状结肠仍保持生机，这为结肠癌于肠系膜下动脉根部的淋巴结清扫打下了基础，故手术操作中决不能伤及边缘弓动脉。

直肠的血供来自直肠中动脉和直肠下动脉。直肠中动脉起于髂内动脉，与同侧的直肠侧韧带一起进入直肠，故在切断侧韧带时必须予以结扎。肛门的血供来自直肠下动脉和阴部内动脉，它们都来自髂内动脉，在施行低位直肠癌及肛管癌手术时，须结扎每一个出血点。

髂内动脉还分出骶外侧动脉、臀上动脉、膀胱上动脉、膀胱下动脉、闭孔动脉、阴部内动脉、臀下动脉、肛管动脉等，在直肠癌扩大清扫手术时，应仔细认真地施行上述动脉周围的脂肪和淋巴结的清除。

需要注意的是，右侧的结肠，其静脉回流与动脉血管伴行，汇入肠系膜上静脉。肠系膜下静脉汇集左侧结肠的静脉血流，在主动脉分叉处走向左上方，于胰腺后汇入脾静脉。左结肠癌或者乙状结肠癌施行广泛的手术操作前，应高位结扎该静脉，以避免肿瘤细胞的扩散。

(1) 肠系膜上动脉
(2) 结肠中动脉
(3) 胰十二指肠下动脉
(4) 右结肠动脉
(5) 回结肠动脉
(6) 回结肠动脉结肠支
(7) 回结肠动脉回肠支
(8) 回结肠动脉盲肠前支
(9) 回结肠动脉盲肠后支
(10) 回结肠动脉阑尾支
(11) 骶正中动脉
(12) 闭孔动脉
(13) 膀胱上动脉
(14) 膀胱下动脉
(15) 阴部内动脉
(16) 肛动脉
(17) 直肠下动脉
(18) 终末动脉
(19) 边缘动脉
(20) 肠系膜下动脉
(21) 上行支
(22) 下行支
(23) 左结肠动脉
(24) 乙状结肠动脉
(25) 祖德克点
(26) 直肠上动脉

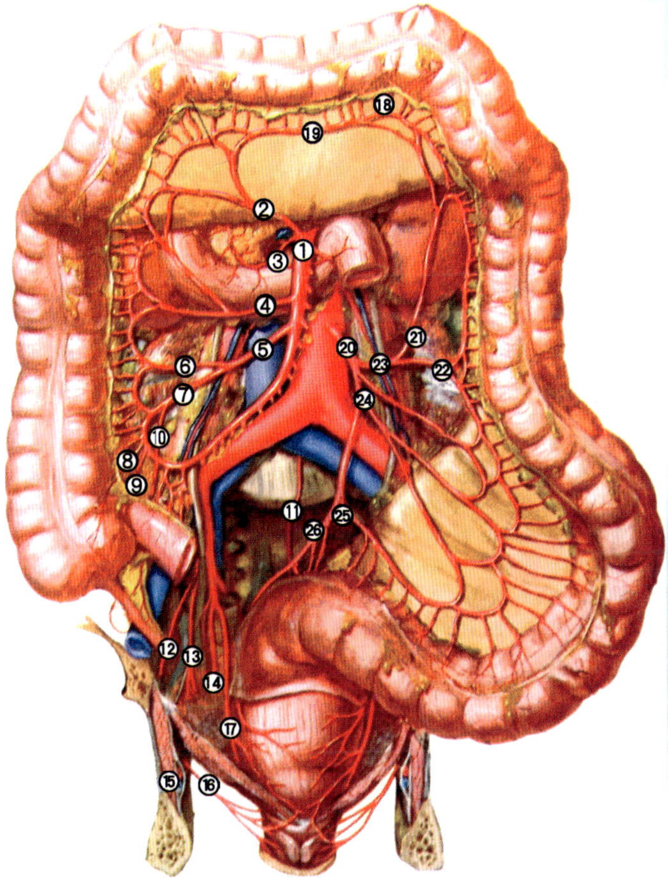

图 2-3 下腹部内脏的动脉血供

第四节 大肠的淋巴引流

大肠的淋巴引流是伴随着血管的走行而分布的，可分为回结肠淋巴结群（LC）、右结肠淋巴结群（MC）、左结肠淋巴结群（LC）、乙状结肠淋巴结群、直肠淋巴结群。每个区域的淋巴结又分为Ⅰ、Ⅱ、Ⅲ站：第Ⅰ站淋巴结为距瘤缘5cm以内的结肠壁淋巴结（EC）；第Ⅱ站为肠系膜结肠旁淋巴结（PC），或者距瘤缘5～10cm内结肠壁上淋巴结；第Ⅲ站淋巴结为所属动脉根部淋巴结。在结肠癌手术中，要切除的结肠都应先从它的供血动脉的根部进行结扎，并在切除肿瘤前先期结扎，有时腹主动脉前方的淋巴结也要清除。左侧结肠清除淋巴结时，应该从根部结扎肠系膜下动脉。

直肠的淋巴引流有三个途径（图2-4）。①上方途径：经直肠后、乙状结肠系膜根部，沿肠系膜下血管，最后达腹主动脉前肠系膜根部淋巴结；②侧方途径：沿直肠中、下血管至直肠侧韧带内，继而经闭孔淋巴结达髂内淋巴结群；③下方途径：经直肠下血管、阴部血管达坐骨直肠窝，继而穿过肛提肌至髂内淋巴结。所以直肠癌扩大清扫手术时要结扎肠系膜下动脉，清除周围淋巴结，同时要显露闭孔神经，清除闭孔内淋巴结。

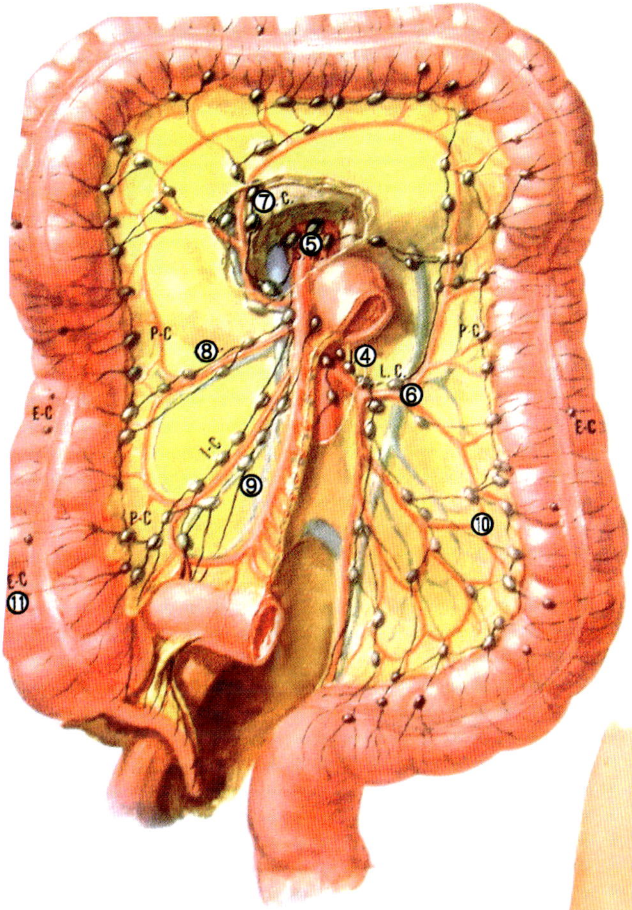

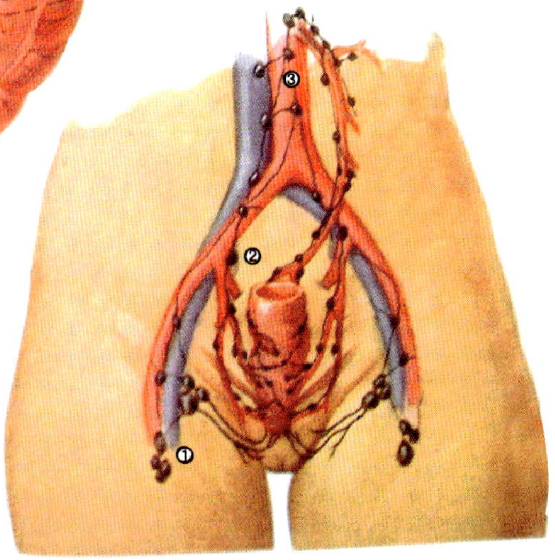

(1) 腹股沟浅淋巴结　(2) 下腹的淋巴结　(3) 主动脉前淋巴结　(4) 肠系膜下淋巴结
(5) 肠系膜上淋巴结　(6) 左结肠淋巴结　(7) 中结肠淋巴结　(8) 右结肠淋巴结
(9) 回结肠淋巴结　(10) 结肠旁淋巴结　(11) 结肠上淋巴结

图 2-4 大肠的淋巴引流

第五节 腹主动脉及其分支

胃肠癌清扫手术可能会涉及腹膜后大血管的操作，故熟悉其解剖结构极为重要。

腹腔动脉是腹主动脉主要分支（图 2-5）。它再分为胃左动脉、脾动脉和肝总动脉。紧接腹腔动脉的下方是肠系膜上动脉，它供应小肠及右半结肠的血运。两根肾动脉分别自主动脉左、右侧壁发出。左侧结肠癌清扫术有时需从根部结扎切断肠系膜下动脉及卵巢（精索）动脉，它们都来自腹主动脉。此外，腹主动脉的后壁还分出 4 对腰动脉，骶正中动脉来自腹主动脉分叉处，进行直肠癌手术时要将其显露出来，必要时可以切断结扎。

输尿管的血供变异较大，可以来自腹主动脉、肾动脉或者生殖腺动脉，个别还可来自髂内动脉，清扫术时不可把动脉血运过多破坏。

主动脉最后又分为左、右髂总动脉，后者又再分出髂内动脉和髂外动脉。

卵巢动脉由主动脉的前外壁在肾动脉的下方发出，在腹膜后向下跨过输尿管，进入骨盆漏斗韧带达卵巢；而男性精索动脉向前行走于腹股沟管至阴囊内的睾丸。

子宫动脉由髂内动脉的前部发出，进入子宫颈的两侧，从子宫颈旁输尿管上面跨过。

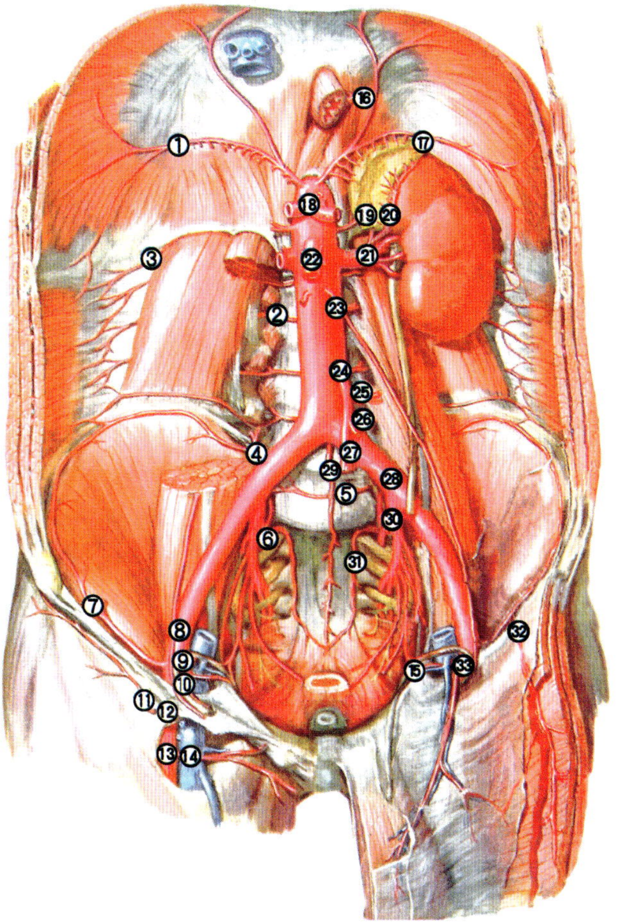

(1) 膈下动脉
(2) 右腰动脉（1～4）
(3) 肋下动脉
(4) 髂腰动脉
(5) 第五腰动脉
(6) 右臀上动脉
(7) 旋髂深动脉
(8) 右睾丸动脉
(9) 腹壁下动脉
(10) 提睾肌动脉
(11) 旋髂浅动脉
(12) 腹壁浅动脉
(13) 股动脉
(14) 阴部外动脉
(15) 腹壁下动脉耻骨支
(16) 左膈下动脉到食管的分支
(17) 肾上腺上动脉
(18) 腹腔干
(19) 肾上腺中动脉
(20) 肾上腺下动脉
(21) 肾动脉
(22) 肠系膜上动脉
(23) 睾丸动脉
(24) 肠系膜下动脉
(25) 左结肠动脉
(26) 乙状结肠动脉
(27) 直肠上动脉
(28) 髂总动脉
(29) 骶正中动脉
(30) 髂内动脉
(31) 左骶外侧动脉
(32) 旋髂深动脉上行支
(33) 输精管

图 2-5　腹主动脉及其分支

第六节　下腔静脉及其属支

下腔静脉的属支大都与腹主动脉的分支伴行（图2-6）。首先是髂内静脉及髂外静脉汇入髂总静脉；髂内静脉又由多个属支汇合而成，如闭孔静脉、膀胱上静脉、子宫静脉等。骶正中静脉伴行骶正中动脉上行汇入左髂总静脉，在直肠癌手术中，有时需结扎该静脉。

右肾静脉较短，直接进入下腔静脉；左肾静脉较长，自左肾发出横过腹主动脉前方，向右进入下腔静脉，门脉高压症施行脾肾静脉分流术时，要显露左肾静脉。左卵巢（精索）静脉上行汇入左肾静脉，在直肠癌及乙状结肠癌手术中，常需切断、结扎这些小静脉，以避免撕破出血。

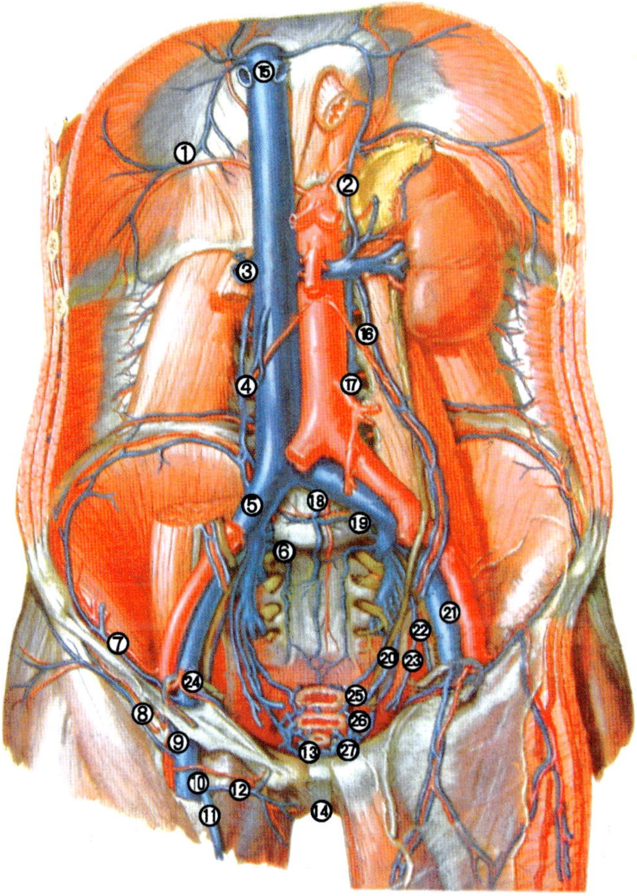

(1) 膈下静脉　(2) 肾上腺静脉　(3) 右肾静脉　(4) 腰静脉　(5) 髂总静脉
(6) 骶外侧静脉　(7) 旋髂深静脉　(8) 旋髂浅静脉　(9) 腹部浅静脉　(10) 股静脉
(11) 大隐静脉　(12) 阴部外静脉　(13) 阴部静脉丛　(14) 阴部背深静脉　(15) 肝静脉
(16) 卵巢静脉　(17) 腰升静脉　(18) 骶正中静脉　(19) 髂腰静脉　(20) 子宫静脉
(21) 髂外静脉　(22) 左侧闭孔静脉　(23) 膀胱上静脉　(24) 腹壁下静脉　(25) 直肠外丛
(26) 子宫阴道丛　(27) 尿道膀胱丛

图 2-6　下腔静脉及其属支

第七节 下腹部淋巴引流

腹腔内脏器官和腹膜后淋巴网常终止于腹主动脉和下腔静脉排列的淋巴结（图2-7）。而胃与胰腺的癌肿一般皆向腹腔动脉周围的淋巴结转移。

围绕肾动脉起始部的主动脉旁淋巴结，接受来自肾上腺和肾的淋巴引流液。

盆腔器官的淋巴结通过髂总动脉周围淋巴结向上引流至肠系膜下动脉周围及腹主动脉前淋巴结群。直肠淋巴引流的三个途径前面已叙述。女性生殖器官的淋巴引流有多种引流去向，卵巢的淋巴管向外侧经过阔韧带随着卵巢血管的行程，在右侧注入下腔静脉前淋巴结和静脉旁淋巴结，在左侧注入主动脉前淋巴结和动脉旁淋巴结。输卵管和子宫与卵巢有淋巴沟通，两侧卵巢间也有淋巴交通。

子宫体、底部淋巴管向外侧沿卵巢血管走行，在阔韧带内与卵巢的淋巴广泛吻合，少部分汇入髂外淋巴结。

子宫颈的淋巴引流为子宫前淋巴链。它依子宫动脉走行，横过输尿管的前方，汇入髂外、髂总及闭孔淋巴结。较少的淋巴引流液随子宫静脉的行程，经输尿管的后方达髂内淋巴结。

与子宫颈的淋巴引流途径相似，前列腺和膀胱的淋巴结大多汇入髂外淋巴结。少数引流到髂内或髂总淋巴结。

腹腔淋巴结的引流途径可以是腹股沟浅组淋巴结汇入腹股沟深组淋巴结，再引流至骶干淋巴结，继而向上汇入腰干淋巴结，达乳糜池，经过胸导管进入左锁骨上淋巴结。

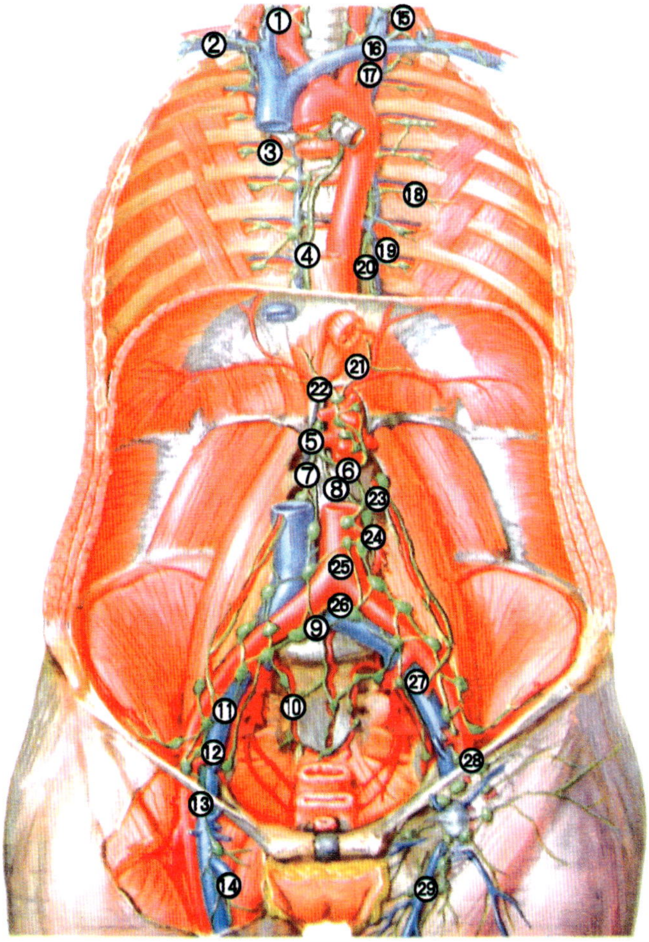

(1) 右颈干　(2) 骨下干　(3) 右支气管纵隔干　(4) 胸导管
(5) 乳糜池　(6) 肠干　(7) 右腰干　(8) 左腰干
(9) 岬淋巴结　(10) 骶外侧淋巴结　(11) 骶淋巴结　(12) 腹壁下淋巴结
(13) 股管内淋巴结　(14) 腹股沟深淋巴结　(15) 左颈干　(16) 胸导管
(17) 左锁骨下干　(18) 左支气管纵隔干　(19) 肋间淋巴结　(20) 纵隔后淋巴结
(21) 膈下淋巴结　(22) 腹腔淋巴结　(23) 肠系膜上淋巴结　(24) 肠系膜下淋巴结
(25) 腰淋巴结　(26) 髂总淋巴结　(27) 髂内淋巴结　(28) 髂外淋巴结
(29) 腹股沟浅淋巴结及腹股沟管下淋巴结

图 2-7　下腹部淋巴引流

第三章 吻合器的使用

第一节 概述

本章运用医学图解将使用器械作吻合手术的经验进行说明，并尽可能详细地介绍手术中的每一步骤。对于能够用图解表示的部分，尽量省略了文字说明。

使用器械做吻合，首先必须充分认识所用器械本身的构造和工作原理。目前吻合器产品的规格繁多，适用范围也各不相同，故在选择时应仔细阅读生产厂家的说明书，这一点十分重要。使用器械作吻合、缝合并不需要什么特殊技术，只需理解和遵循操作要领。在有关章节中列举了运用吻合器进行切割、离断、缝合、吻合等典型使用实例和具体的操作步骤。

本图谱将手术分为伴有重建手术和不伴有重建手术两大类，并列举了具体的手术方法。对于能用器械作吻合的各类手术，我们为具体的操作配置了步骤图，但省略了重复的步骤和已十分明了的部分。为了一目了然地表明在什么部位，用哪种器械进行切割、离断、缝合、吻合，我们用小框图将所用的器械示出。切割或吻合的部位并不是在任何情况下都可以直接看到，所以，插图并非完全精确，但重在让读者理解大致的部位。

第二节 圆形吻合器

一. 器械概述

圆形吻合器的吻合原理是能够在组织上击入成圆形的两排互相交错的缝钉，并同时以环形手术刀将其内侧的组织切断。应用这种器械可以简便地进行管腔器官的吻合。因为它使用方便、用途广泛，从而成为最受欢迎的吻合器。

圆形吻合器的驱动部分包括钉砧头关闭部和缝钉击入部两大部分。首先将可调旋钮顺时针方向旋转，使得与钉砧头相连的内轴上的右螺丝拧紧，这便能使钉砧头关闭。将钉砧头拧紧，使缝钉达到适当的高度，与内轴连动的指针就会显示在间隙调节指示窗上，并显示出缝钉形成的形状。

然后握住手柄，沿内轴将伸长的杆以杠杆的原理推出，并将与其相连的缝钉驱动器和环形刀推出。缝钉驱动器将缝钉从钉仓内推出后，便可进行组织缝合。不过，缝钉在没有贯穿组织和接触到钉砧头之前，环形刀不会开始切割组织，即缝合与切割并不同时开始，为了安全，是先进行组织缝合。

当组织被压在钉砧头侧的垫圈上时，推出的环形刀便能连垫圈将组织环切。同时，缝钉被完全推出，形成B字形，组织的缝合与切割同步完成。之后，将击发柄复位，环形刀与缝钉驱动器一起收回到器身内部，吻合器就很容易退出。被切断的内侧垫圈（塑料圈）通常也与环形刀一齐收于器身内。在退出器身时，将可调旋钮逆时针方向转动3/4圈，打开钉砧头后，将器身轻轻旋转并左右摇动，便能将吻合器拔出。虽然钉砧头有特殊的形状，但将内腔稍扩大，仍然很容易拔出。

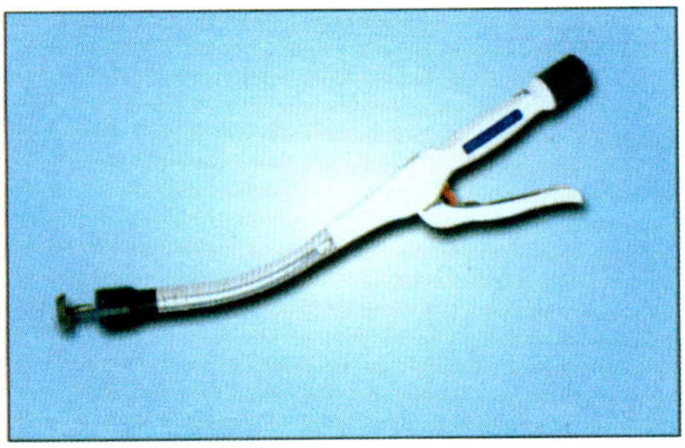

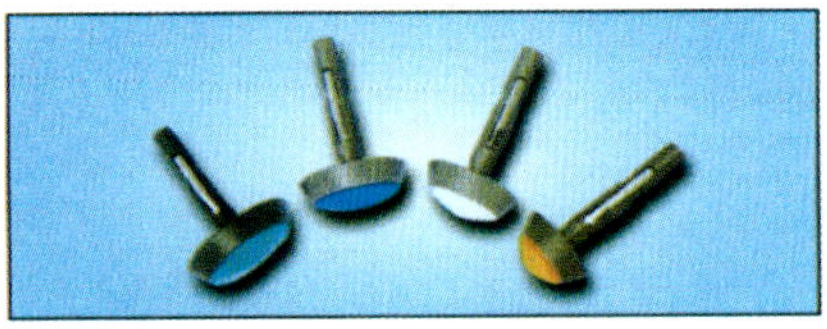

弯型圆形吻合器CD Ⅱ 29（左图）用于低位前切除、食管切除、毕罗式Ⅰ或Ⅱ等多种管腔重建

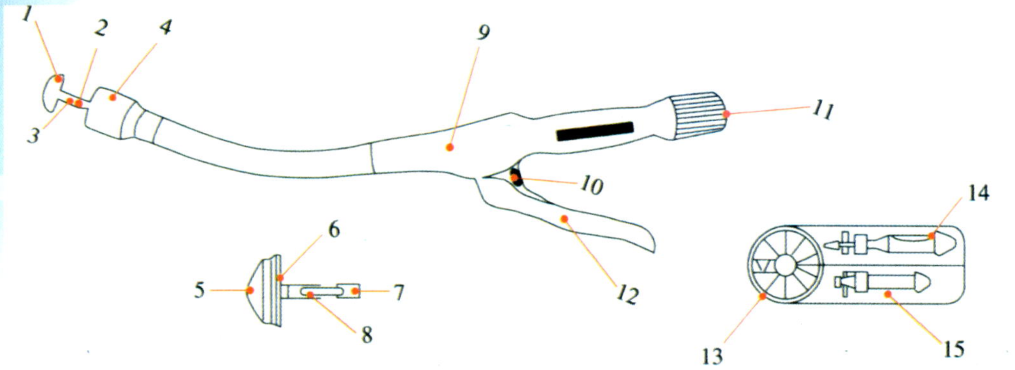

(1) 穿刺器　(2) 桔红色打结区　(3) 中心杆　(4) 钉仓　(5) 钉砧头
(6) 打结凹槽　(7) 锁片簧　(8) 砧头轴　(9) 间隙调节指示窗　(10) 保险杆
(11) 可调旋钮　(12) 击发柄　(13) 保护罩　(14) 辅助穿刺器　(15) 辅助穿刺器套

图 3-1　圆形吻合器各部位名称

二、操作步骤

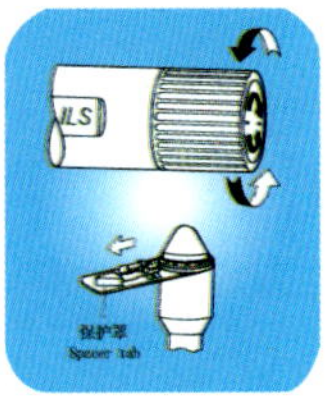

1. 将可调旋钮逆时针旋转两圈，取下保护罩

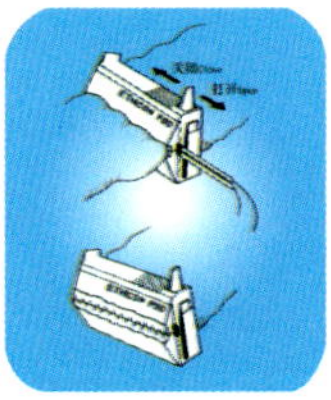

2. 在拟吻合部位的组织断端进行荷包缝合

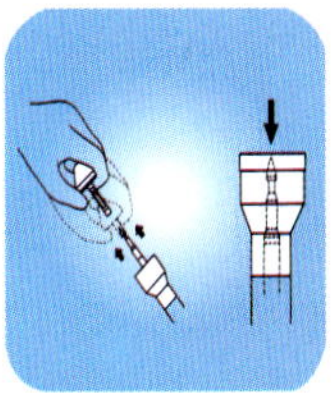

3. 将可调旋钮逆时针旋转，直到能看见内置穿刺器杆的桔黄色打结区时，拔出钉砧头；再将可调旋钮顺时针方向旋转，使内置穿刺器杆完全收入器身。

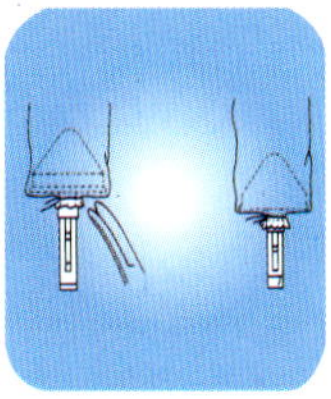

4. 将钉砧头置入肠管后，在打结凹槽处结扎荷包，并剪去多余的线。

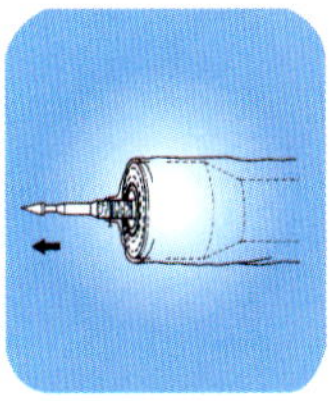

5. 与钉砧头相对应，将器身插入肠管至拟吻合部位，直至见到内置穿刺器杆的桔黄色打结区。将荷包线结扎，剪去多余的线。

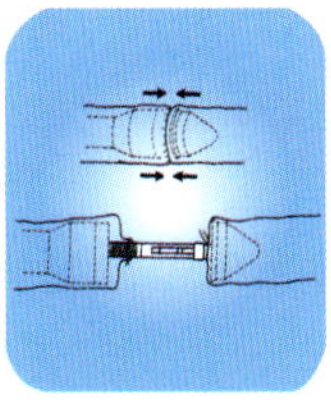

6. 将砧头轴套在中心杆上并往里推，直至听到“喀嚓”一声，说明钉砧头已装到器身上。

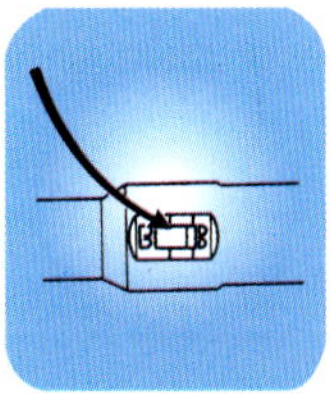

7. 顺时针方向旋转可调旋钮，关上器械。

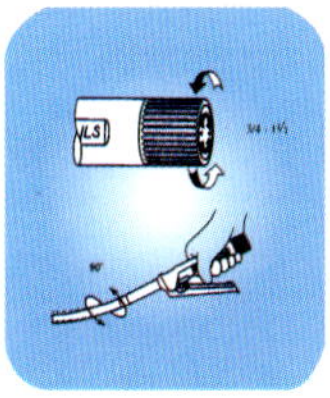

8. 再次确认钉砧头到位无误以及间隙调节指示窗的指针位于绿色范围内，打开保险开关，握紧击发手柄，以击发吻合器。

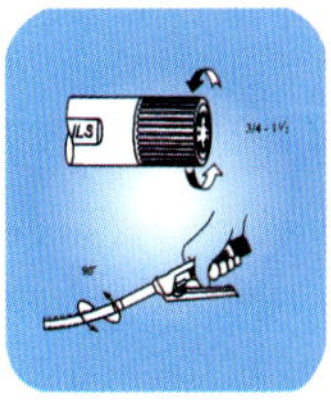

9. 将可调旋钮逆时针转动270°。并将器身左右各旋转90°，边旋转边轻轻左右摇动向外拔，直至全部退出。

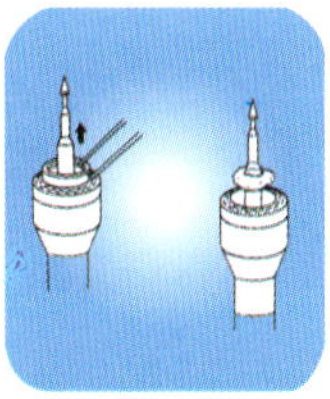

10. 吻合完毕后，必须检查被切下的组织确保二个全层完整无缺。

图 3-2　圆形吻合器操作步骤分解

第三节 直线形切割吻合器

一、器械概述

直线形切割吻合器是一种能在组织的两边各打入2排、合计4排互相交错排列的缝钉，并同时以手术刀将缝钉线之间的组织进行离断的器械，即是一种可以同时进行直线吻合和切割的器械。根据使用方法的不同，该器械可进行切割、缝合、吻合等操作。此外，还有只能钉入缝钉而不带手术刀的直线形切割吻合器。因此可以说，直线形切割吻合器的应用范围相当广泛。

直线形切割吻合器的主体由钉仓部和钉砧部两部分组成。当两边的叉子将其间的组织夹住后，合上锁定杆，就可使叉子合体、固定。击发钮不仅可以启动手术刀，还可以推动缝钉驱动器。将击发钮向前推，击发楔（三角形的板）把缝钉驱动器向上推，于是就把缝钉从钉仓中推出来。被推出的缝钉穿过组织，马上接触到钉砧，于是弯曲180度，再次刺入组织，呈B字形地将组织缝合。在缝钉完成缝合动作的同时，手术刀从4排缝钉线的中央经过，将组织离断。这时，组织定位针位于切割线的末端，以防止组织发生不必要的断裂。该组织定位针还有防止叉子移位、保持两个叉子均匀间距的作用。缝钉线的前端比切割线的前端长1.5个钉距，这是为了保护切割线的末端，保证吻合、缝合强度而设计的。

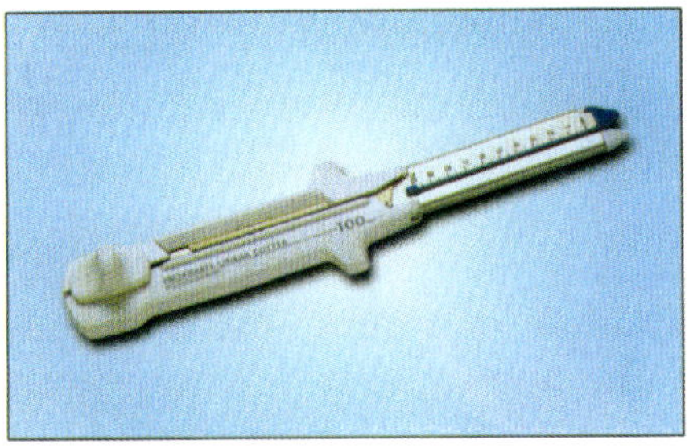

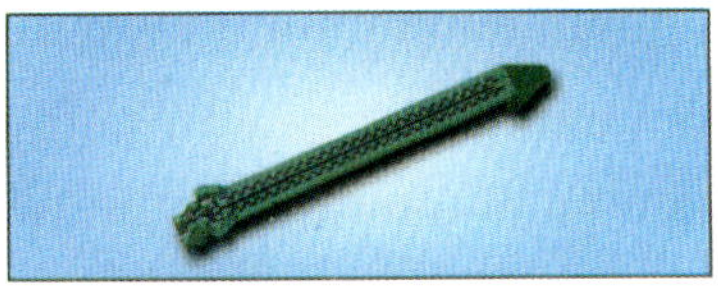

直线形切割缝合器 TLC10（左图）
直线形切割缝合器钉仓 TRT10（上图）
用于胃肠组织的横断与分离

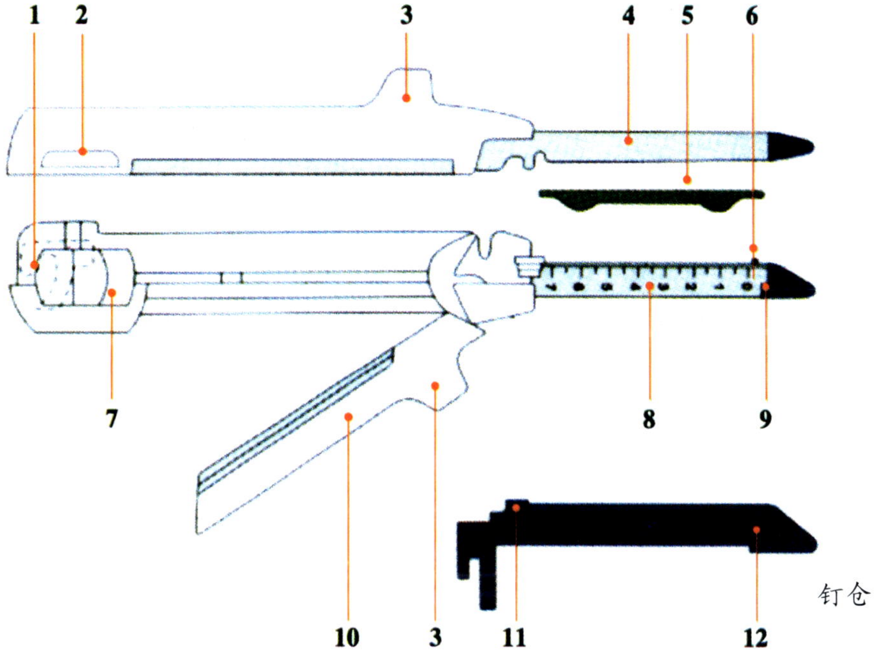

(1) 凸槽 (2) 击发钮返回处 (3) 肩 (4) 钉砧叉 (5) 护钉板 (6) 组织定位针
(7) 击发钮 (8) 钉仓叉 (9) 钉仓调整口 (10) 锁定杆 (11) 可握面 (12) 调整片

图 3-3 直线形切割缝合器各部位名称

二、操作步骤

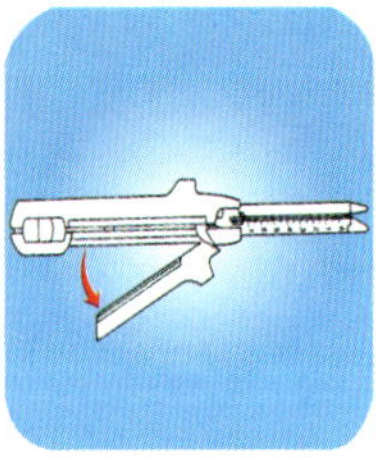

1. 锁定杆，将钉仓部和钉砧部分开。

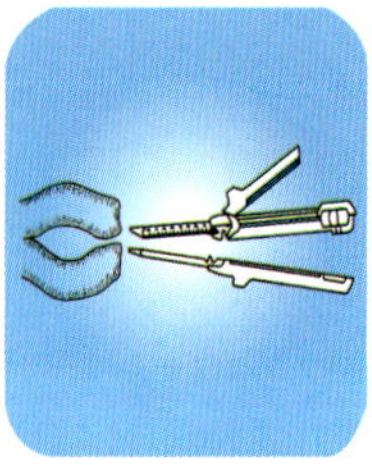

2. 将钉仓叉和钉砧叉置入拟切割缝合的部位，合拢器械。合拢时，将锁定杆拉到中间位置以便调整组织，并可进行单手操作。

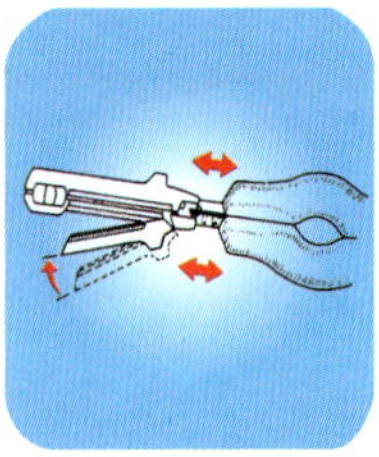

3. 将锁定杆完全合上。

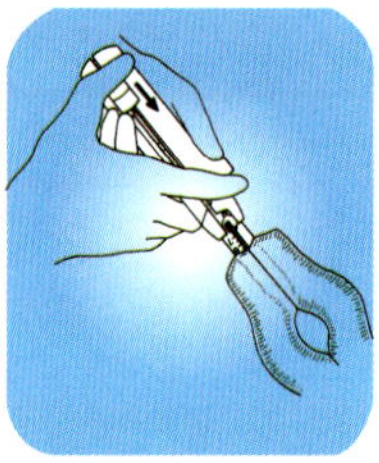

4. 推动击发钮切割缝合组织。

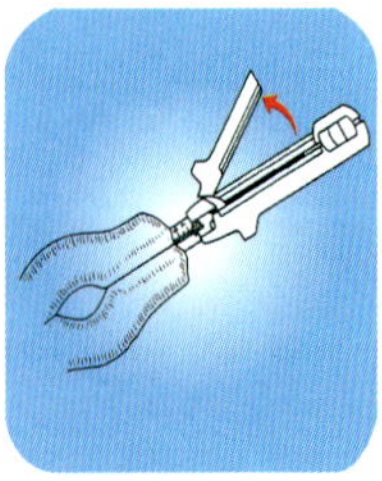

5. 只有当击发钮完全回到 “Ruturn Knob Here” 记号处，锁定杆才能打开。

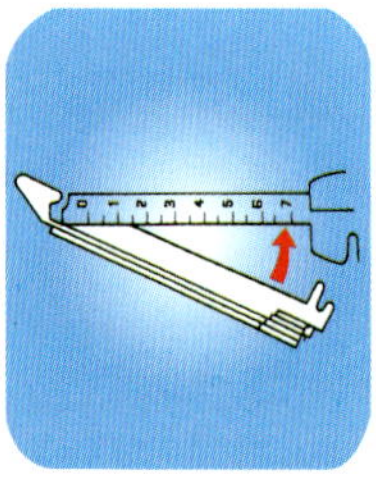

6. 使用过的钉仓，应及时弃置。

图 3-4 直线形切割缝合器操作步骤分解

第四节　直线形缝合器

一、器械概述

直线形缝合器是一种能将2排互相交错的缝钉在组织上成直线钉入的器械。它是为了替代手工缝合而开发出来的缝合器，故虽然功能单一，但也被广泛应用。

顺时针方向旋动位于器械主体后方的可调旋钮，使驱动部能滑行移动。这样，缝钉驱动器和钉砧的距离可以自由调节，缝钉的高度也可以进行自由调整。螺丝的旋固情况可以在间隙调节指示窗上得以显示。此外，为了不因缝钉驱动器的移动而对吻合的正确形成有所影响，定位针能起到防止驱动部分滑动的作用。咬合部的开口可以张得很大，并且可以完全平行地咬紧，这样的构造可以令受压的组织十分均匀地分布。

把间隙调节设于适当的位置后，将保险杆放开并拉入击发柄，直接将缝钉驱动器的中央部推出，并对所有的缝钉都施加均匀的力，于是缝钉就形成完全的B字形。

钉砧和驱动部分被两块厚度约2mm的钢板从两侧进行加固，这有助于吻合的正确。

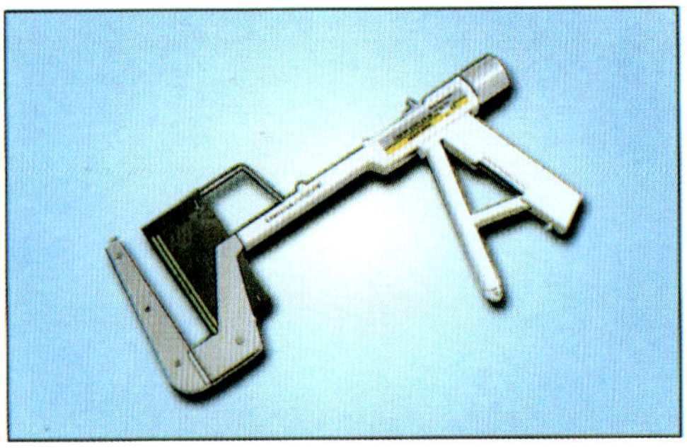

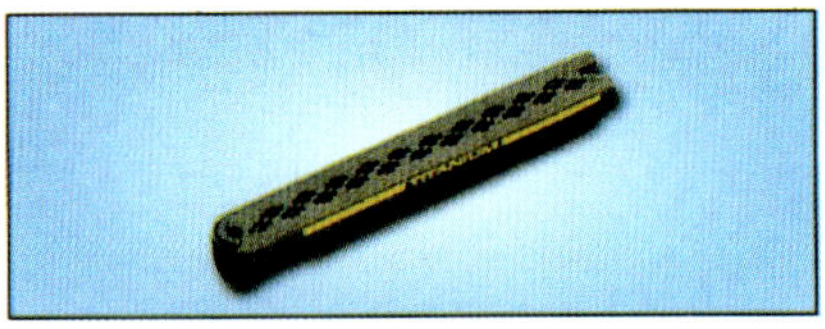

直线形缝合器TLH90（左图）
直线形缝合器钉仓TRH60（上图）
用于胃肠组织的横断

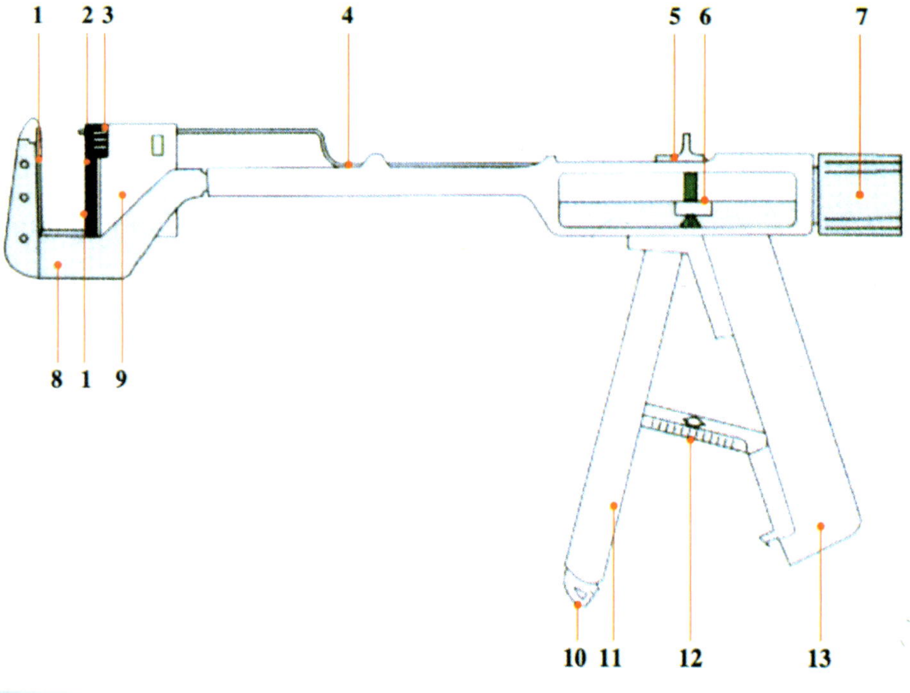

(1) 咬合部　(2) 钉仓　(3) 可握面　(4) 定位针　(5) 定位针钮
(6) 间隙调节指示窗　(7) 可调节钮　(8) 钉砧　(9) 钉仓套　(10) 击发柄释放按钮
(11) 击发柄　(12) 保险杆　(13) 手柄

图 3-5 直线形缝合器各部位名称

二、操作步骤

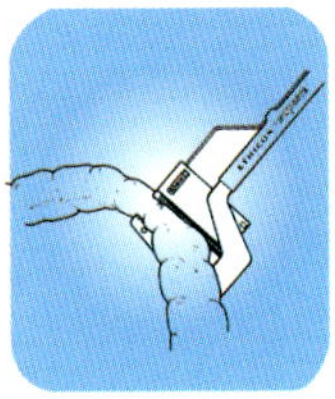

1. 把需要缝合的组织置于咬合部中。

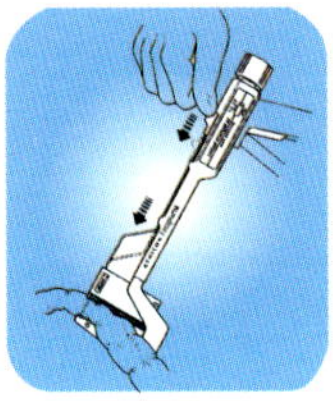

2. 推动定位针钮，将定位针完全插入定位针孔。

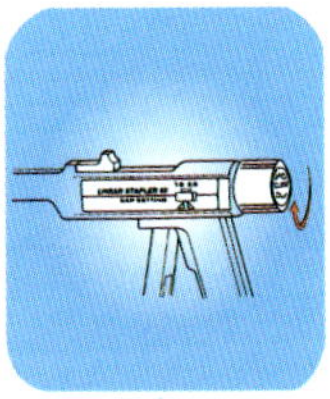

3. 将可调旋钮，顺时针方向旋转，调节咬合部间距。

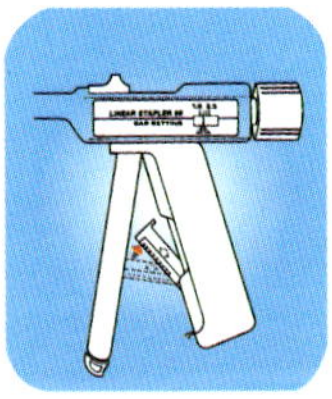

4. 间隙调节指示窗上显示了安全间隙距离后，将保险杆往手柄方向拉上去。

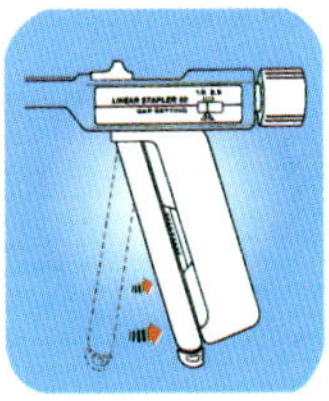

5. 将击发柄用力握到底，直至听到“啪”一声，击发缝合完成。

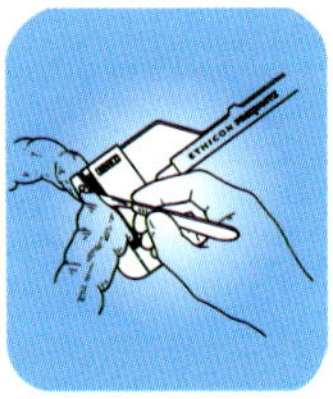

6. 在打开器械前，沿着咬合部切离组织。

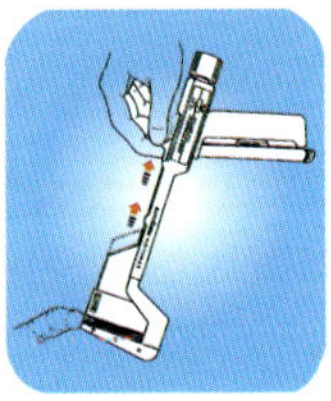

7. 将定位针钮拉回原位，可调旋钮逆时针方向旋转，打开咬合部。

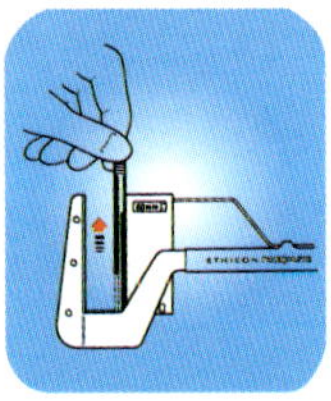

8. 取下用过的钉仓。

图 3-6 直线形缝合器操作步骤分解

第四章　胃癌

第一节　胃癌外科治疗进展

一、胃癌的外科治疗简史

1879年Pean、1880年Rydigier最早施行胃癌手术，但未获成功。1881年，Billroth首次施行胃癌切除术，病人存活4个月，虽后因复发而死亡，却为胃癌的外科治疗拉开了序幕。到1890年，Billroth共施行幽门癌切除术41例，成功率达46.3%，并使Billroth Ⅰ 式和Billroth Ⅱ式成为胃癌手术的规范性术式。

1884年，Conner最早进行全胃切除术，但未成功。1897年，Schlater成功进行了首例全胃切除术。但由于该手术操作复杂，并发症多，死亡率高，故全胃切除并未得到普及。据Mayo clinic医院统计，1917～1948年三十年间，共施行全胃切除术162例。

近三十年来，胃癌的研究取得了长足的进步，特别是随着早期胃癌检出率的不断增加，明显地改变了胃癌治疗的状况，外科治疗成为最有效的治疗手段。日本癌研究会附属医院外科统计，1946～1975年间，胃癌清扫性切除率由54.9%提高到86.9%；早期胃癌病例由1%上升到29.1%；清扫手术5年生存率由39.3%提高到69.1%；胃癌切除手术死亡率由5.3%降至1%～2%。

20世纪50年代以前，外科医师关注胃癌手术的术式和术后并发症；而50年代中期以后，重点转移到癌肿与区域淋巴结浸润范围和手术的关系。当时曾认为，如果要达到清扫胃癌的目的，就要做到清扫肝蒂及胰十二指肠后淋巴结，清扫腹腔动脉及其分支的淋巴结，从而使清扫性手术日趋合理化。

70年代以来，胃癌手术治疗由解剖学基础上升到病理学基础，进一步达到免疫学基础。

二、我国胃癌治疗现状

近30年来，我国胃癌的外科治疗才逐渐深入。虽然20世纪50年代国内即普遍开展胃癌的手术治疗，但根据北京、上海、天津的统计，1686例胃癌手术切除率为51.4%，手术死亡率6.6%，5年生存率仅为13.8%。这一方面是由于受诊断方法的限制，收治的病人多为晚期；另一方面是因手术范围小，多为远端胃切除和胃附近的淋巴结清除。60年代初，我国开始注意从病理形态学研究胃癌的壁深达度和淋巴结转移扩散的规律，进而开展胃癌扩大清扫术、全胃切除术和联合脏器切除术，并对胃癌的合理切除范围进行深入研究。同时针对无胃营养代谢障碍开展了各种代胃术的探讨。70年代引进了纤维胃镜、X线气钡对比造影检查，以及广泛开展胃癌普查工作，早期胃癌检出率逐渐增加，胃癌清扫手术5年生存率不断提高。中国医科大学肿瘤研究所1982年报告，1110例胃癌手术切除率为65.4%，手术死亡率2.6%，清扫切除术的5年生存率为54.4%，较60年代有明显的提高。1978年成立了全国胃癌协作组，制定了胃癌的分期标准、病理分类、手术规范及疗效评定标准，并提出了今后胃癌研究治疗方向，极大地推动了我国胃癌的研究工作。

我国胃癌的治疗水平，目前尚不如日本。东京国立癌中心等4个医院9726例胃癌手术统计，手术切除率达81.8%，5年生存率达64.7%，10年生存率达59.2%。究其原因，主要是我国普查工作开展不够普遍，早期胃癌发现率相对较低；胃癌清扫手术在基层医院开展尚有困难，且容易出现切除范围小、清扫不彻底等问题；对待中、晚期病例手术方式尚有分歧，姑息切除率高于清扫切除率。以上问题，有待在今后的临床工作中逐步解决（表3-1，表3-2）。

表3-1 我国胃癌外科治疗现状

报告表	时间	例数	手术率%	切除率%	手术死亡率%	随诊率%	5年生存率%	
							切除	清扫
北京 天津 上海	1962	1686	82.7	51.4	6.6		13.8	
北京医院	1978	1250	86.4	65.1	3.9	77	26.8	30
上海瑞金医院	1978	1881	86.2	65.9	5.2	89.1	17.8	30
北京市肿瘤医院	1980	652	92.6	63.3	5.0	88.2	12.6	20.3
全国胃癌协作组	1982	11734	81.8	49.7	3.3	89.2	20.8	
河南省省人民医院	1987	1457	80.19	65.5	1.6	90.12	20.5	35.4
中国医科大学肿瘤研究所	1994	1287	87.0	67.5	2.6		57.1	

表3-2 日本胃癌外科治疗现状

报告表	例数	手术率%	切除率%	5年生存率%	10年生存率%
日本(115个医院)	26597	95.3	74.9	51.8	
日本(癌中心等4个医院)	9726		81.8	64.7	59.2
日本（东京大学）	1151	92.4	85.9	77.2	

第二节　应用解剖

一、胃的形态与分区

1. 胃的形态

胃是消化道膨大的部分，有消化和贮纳的作用，是一袋状中空的器官，上下有出入两个口，前后两个壁，左右两个缘。上口贲门与食管相连，下口幽门与十二指肠相接。其间分为胃底部、胃体部和幽门部三部分，自贲门到胃大弯作水平线，以上部分是胃底；胃体在胃底下方，终止于幽门切迹的垂直线。幽门部位于胃体的十二指肠之间，可分为幽门窦和幽门管两部分（图4-1）。

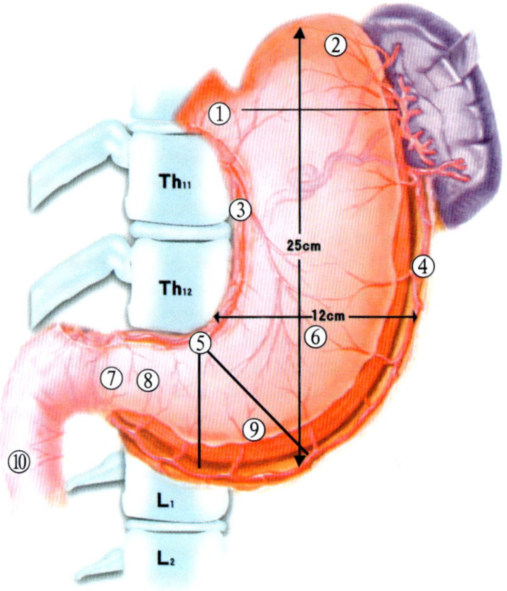

(1) 贲门 (2) 胃底部 (3) 胃小弯 (4) 胃大弯 (5) 角切迹
(6) 胃体部 (7) 幽门 (8) 幽门窦部 (9) 幽门管部 (10) 十二指肠

图 4-1 胃的形态分布

胃壁共有四层组织，由内向外分别是黏膜层、黏膜下层、肌层和浆膜层。黏膜层：内含血管、淋巴管、神经丛及分泌胃液的腺体，黏膜层易从肌层上剥离开，也是胃癌、溃疡、炎性病变发生的部位。黏膜下层：为疏松的结缔组织，动脉的胃壁分支穿过肌层，在黏膜下层形成广泛的毛细血管网互相吻合，构成黏膜下血管丛。肌层：外层为纵行肌纤维，中层为环形肌纤维，在幽门部特别发达，形成幽门括约肌，内层为斜行肌纤维。浆膜层：表面光滑，愈合力强。

日本《外科、病理胃癌处理规约》规定，将胃大弯及胃小弯各分为三等分，再连接各相应点，将胃分为三个区域，名曰上部（U 区）、下部（L 区）、中部（M 区）。此外，还将胃的横切面分为大弯、小弯、前壁、后壁及全周，分别以大、小、前、后、周表示，将胃划分为四等分（图 4-2）。

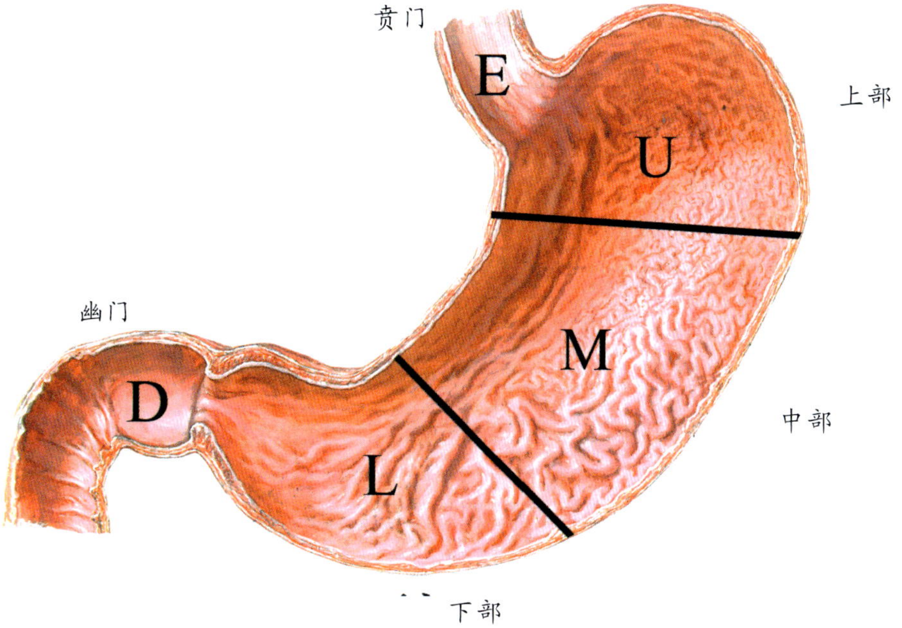

图 4-2 胃的分区

2. 胃的周围器官

当胃处于静止状态时，大部分位于左季肋部，小部分位于上腹部。胃前壁右侧与肝的右叶脏面的方叶相邻；当胃部分切除，行胃十二指肠的端端吻合时，吻合口常与肝左叶脏面粘连，造成术后胃排空障碍，甚至梗阻，需再次手术。前壁左侧与膈相邻，为右肋弓所覆盖。胃前壁中间部与腹前壁相邻，是胃触诊时最好部位。胃后壁与左肾、左肾上腺、胰腺、脾血管相邻，胃大弯与横结肠上缘和脾脏紧邻。

3. 胃周围韧带

胃与周围脏器之间有韧带相连。胃肝之间为肝胃韧带，肝十二指肠韧带又称小网膜，胃结肠之间为胃结肠韧带，统称大网膜。胃背侧向上，与横膈相连为胃膈韧带，脾门与胃底之间构成脾胃韧带，这些韧带于手术时均需分别进行切断结扎处理。

二、胃的血管分布

1．胃的动脉

胃的血供丰富。其动脉起源于腹腔动脉，并由此分出胃左动脉、肝总动脉及脾动脉；再由上述动脉的分支，在胃的大小弯各形成一条动脉弓。小弯侧的动脉弓由胃左、胃右两条动脉形成。胃左动脉来自腹腔动脉，在小网膜后壁向上向左达胃小弯，至贲门处分出食管支与食管动脉吻合；然后分前后支沿小弯向右与胃右动脉吻合。胃右动脉来自肝动脉，沿小弯分前后两支与胃左动脉吻合。

大弯侧动脉弓由胃网膜左、右动脉和胃短动脉所组成。胃短动脉有3～5支，来自脾动脉，经胃脾韧带至胃大弯及胃底外侧区。胃网膜左动脉也来自脾动脉，经胃脾韧带，沿大弯在胃结肠韧带内向右向下与胃网膜右动脉吻合。胃网膜右动脉来自胃、十二指肠与胰腺间下降，至十二指肠球部下缘，分为胰十二指肠上动脉和胃网膜右动脉。胰十二指肠上动脉向下与胰十二指肠下动脉相接，后者源于肠系膜上动脉。当施行Appleby手术结扎腹腔动脉时，则肝脏可依靠此通路供血（图4-3）。

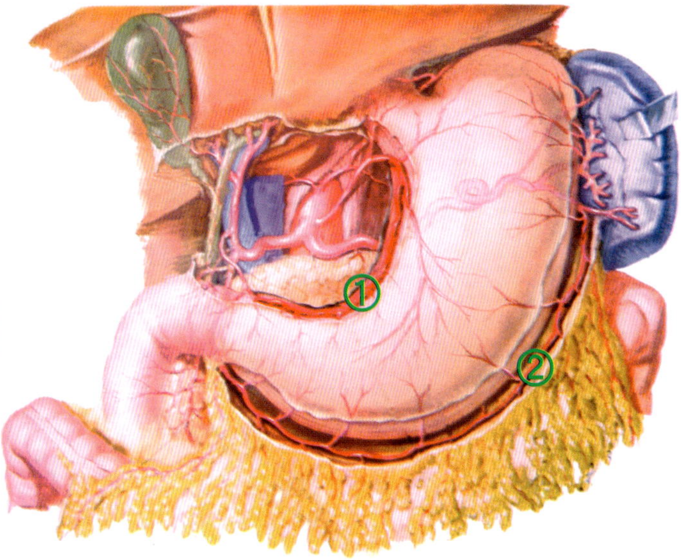

①小弯吻合弓　　②大弯吻合弓

图4-3 胃的动脉吻合弓

虽然大弯侧动脉弓可以供血，但在少数情况下，它们之间的吻合并不充分，甚至没有吻合。另外，胃底中间区的供血相对较差，所以在施行胃切除和重建手术时，应对此有充分估计。

胃血管走行变异和胃癌清扫手术较为密切，较常见的血管位置变异例举如下：

（1）胃左动脉变异

胃左动脉根据Adachi统计，正常型占56%，副胃左动脉9%，副肝左动脉10%，还有的胃左动脉可直接源于腹主动脉。其走向可向右后侧，致使在胃癌清扫术中找不到胃左动脉。

（2）脾动脉

在胰上缘走行过程中分出胰后、胰大、胰尾等分支，到终末分出脾上极及脾下极两支，脾上极支分出3～5条胃短动脉，下极支分出胃网膜左动脉。胃后动脉约60%自脾动脉干的中1/3段的上缘分出，供应胃底部后壁贲门侧区域的血运，因此，行胃癌清扫术，清除第10组、11组淋巴结时，应注意保护胃后动脉。

（3）胃网膜左动脉

一般在脾动脉两个终末支的分支部发出，约3/4在分叉部近侧端，1/4在分叉部的远侧端。行此动脉根部结扎时应注意位置。

（4）胃右动脉

起始常有变异，大多数是在胃十二指肠动脉分支点到肝门之间的肝固有动脉段内发出，少数由肝总动脉或胃十二指肠动脉发出。因此，有时在术中结扎胃右动脉时发现其不在正常位置。

2．胃的静脉

胃粘膜下层的静脉丛汇集成小静脉，穿出胃壁构成许多胃静脉，在胃大、小弯处分别汇入胃左静脉（胃冠状静脉）、胃右静脉、胃网膜右静脉、胃网膜左静脉、胃短静脉和胃后静脉。这些静脉均与相应的动脉伴行，最终于不同部位汇入门静脉系统。门静脉是一条短而粗的静脉干，长约6～8cm，粗约1.4～1.8 cm，由脾静脉和肠系膜上静脉汇入脾静脉，参加组成门静脉。所以胃的静脉主要经门静脉入肝回流。由于门静脉是构成肝十二指肠韧带中管状系统的重要组成部分，所以，在清除第12组淋巴结时，应特别保护门静脉，使之免于损伤。

与胃癌清扫相关的胃静脉变异有胃左静脉和胃网膜右静脉，前者汇入门静脉或脾静脉，在胃癌清扫术清扫肝总动脉干或腹腔动脉周围淋巴结时，应在肝总动脉前结扎，否则会渗血不止，影响手术视野。胃网膜右静脉位置较深，周围有众多分支，故清扫幽门下第6组淋巴结时，要从根部结扎。

三、胃的淋巴分布

1. 胃的淋巴引流

胃的淋巴液由黏膜引流至黏膜下淋巴网，再穿过肌层至浆膜下的淋巴网，经淋巴管汇集到胃周围淋巴结。由于黏膜下的淋巴网极为丰富，所以，黏膜内的局限性肿瘤可以通过黏膜下淋巴网布散到胃的各部。另外，由于胃黏膜下淋巴网可以通过贲门与食管下段的黏膜下淋巴网构成丰富的吻合，故胃癌侵犯至黏膜下层后，很容易扩散至食管。而幽门端则不然，因十二指肠缺乏黏膜下层，故胃窦部癌很少浸润到十二指肠球部。但是浆膜下淋巴网之间却仍有充分的交通，所以胃窦部癌仍可由浆膜下淋巴风蔓延到十二指肠。这就提示外科医师，作贲门侧胃癌清扫术时，应切除足够的食管下段；作幽门侧胃癌清扫术时，应切除十二指肠近端。

2. 胃的淋巴结分组边界

现将目前外科临床常用的以及日本《胃癌处理规约》（后简称《规约》）制定的淋巴结分组情况介绍如下（图4-4、4-5）。

（1）1组：贲门右淋巴结。

边界：贲门右侧的胃周淋巴结，走行沿着胃左动脉的贲门食管支，从它的起点到食管裂孔。

解剖显露：小网膜尽可能沿着肝的下缘向左侧剥离开，随后切开腹段食管的腹膜皱襞，结扎和切断几乎所有朝向胃壁的胃左动脉小分支，切断时应尽可能远离切除线。如果肉眼观察认为是阳性癌转淋巴结，则应进行近端胃次全切除或全胃切除术（图4-5）。

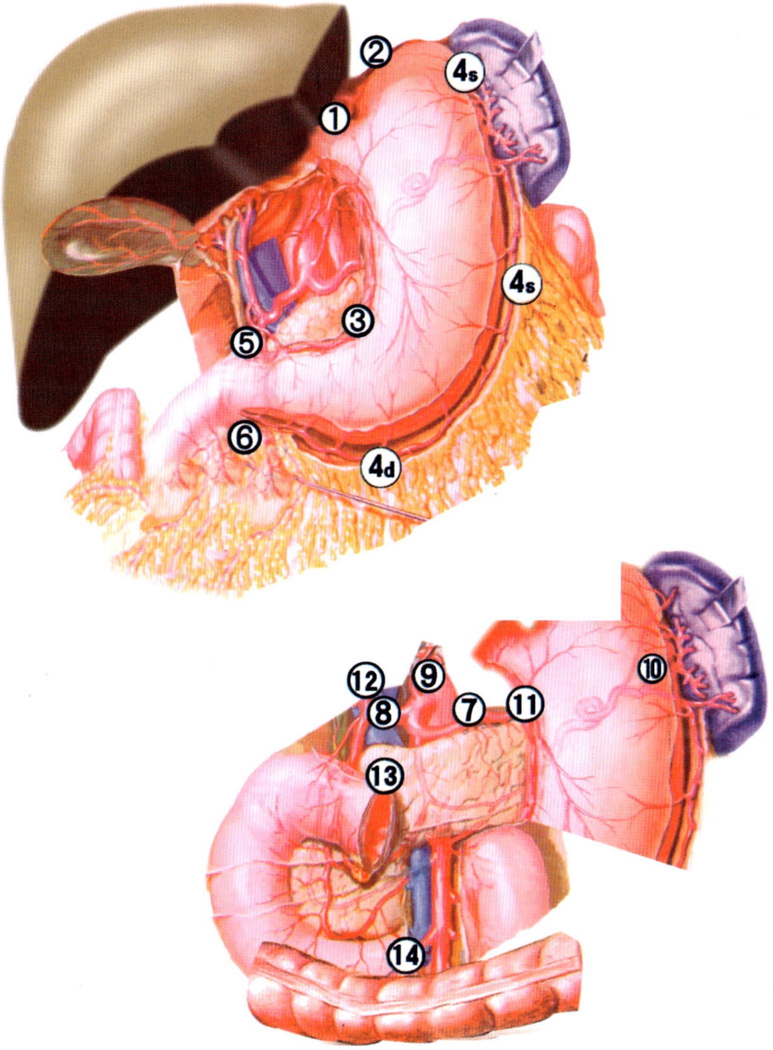

(1) 贲门右淋巴结　　(2) 贲门左淋巴结　　(3) 小弯淋巴结
(4) 大弯淋巴结　　(5) 幽门上淋巴结　　(6) 幽门下淋巴结
(7) 胃左动脉旁淋巴结　　(8) 肝总动脉淋巴结　　(9) 腹腔动脉周围淋巴结
(10) 脾门淋巴结　　(11) 脾动脉淋巴结　　(12) 肝十二指肠韧带内淋巴结
(13) 胰十二指肠后淋巴结　　(14) 肠系膜根部淋巴结　　(15) 结肠中动脉周围淋巴结
(16) 腹主动脉旁淋巴结

图 4-4　胃的淋巴结分组

(2) 3组和5组：小弯侧和幽门上淋巴结。

边界：第3组淋巴结沿着胃左动脉的降支到胃右动脉的第1胃支。第5组淋巴结在胃右动脉的起点，包括它的第1胃支。

解剖显露：当进行远端、次全或全胃切除时，第3组淋巴结总是被清扫切除。手术时沿着肝固有动脉向下找到胃右动脉的起点，开始清扫第5组淋巴结。

(3) 4组：大弯侧淋巴结。

边界：这一组淋巴结被Watershed规定为左（s）和右（d）两部分。左部分又分为近侧（sa）和远侧（sb）。4sa淋巴结位于胃短动脉周围，4sb为沿着胃网膜左动脉走行的淋巴结。4d则为胃网膜右动脉的远端到它的第1胃支的淋巴结（图4-4）。

解剖显露：为了切除4sa则必须施行脾切除。显露4sb和4d时应剥离包括胰尾被膜在内的结肠脾曲系膜前层，直达脾门。在胰尾的上缘可找到胃网膜左动脉的起点，分离这些动脉将使4sb和4d组淋巴结被整块切除。

(4) 6组：幽门下淋巴结。

边界：幽门胃大弯侧的胃周淋巴结。淋巴结沿着胃网膜血管的起点到它的第1胃支。静脉的起点恰好位于胃结肠干的后方。

解剖显露：分离胃网膜右静脉后，胃结肠干静脉很容易被发现，有时胰十二指肠静脉也能很清楚地显露在视野下。如果继续沿着胰腺上缘的被膜向肝总动脉或胃十二指肠动脉的根部进行解剖，则胃网膜右动脉的根部连同周围淋巴结可显露（图4-5）。

(5) 7组、8组、9组

7组为胃左动脉旁淋巴结，8组为肝总动脉旁淋巴结，9组是腹腔动脉周围淋巴结。

边界：7组淋巴结位于胃左动脉起点到贲门食管支和胃左动脉降支的分叉处。8组淋巴结位于肝总动脉周围，从腹腔干到分出胃十二指肠动脉处。9组淋巴结在腹腔动脉周围，包括肝总动脉和脾动脉的起点。

解剖显露：手术操作应从肝十二指肠韧带的左侧和胰腺的上缘开始，朝向腹腔动脉方向进行，直达胃左动脉的起点。所有含有淋巴结的结缔组织，包括腹腔动脉周围及右膈脚上的淋巴结均朝向胃左动脉方向进行清扫，留下的动脉应完全裸露，随后结扎切断胃左动脉。

(6) 2组淋巴结：贲门左侧巴结。

边界：贲门左侧的胃周淋巴结。其淋巴结沿着左膈下动脉的贲门食管支分布。

解剖显露：如果施行远端胃切除，2组淋巴结一般不显露清扫。在全胃切除时，采用食管腹膜皱上的切口便可进入腹膜后，到达左膈下动脉的贲门食管支，再予以结扎切断，2组淋巴结即可整块被清扫。

(7) 10组、11组淋巴结：脾门和脾动脉周围12a淋巴结。

边界：10组淋巴结位于脾门区域，远侧到胰腺末端。胃网膜左动脉的第1支为10组和4sb组淋巴结的分界。11组淋巴结边界位于脾血管到胰腺尾部末端。

解剖显露：只有胰腺尾部切除后方能达到满意的显露。如果脾动脉位于胰腺的后上缘，则从腺动脉的起点就可以解剖显露脾动脉，并于胰头的水平切断结扎脾动脉和脾静脉，然后摘除脾脏，完成10组和11组淋巴结的显露和清扫。

(8) 12组:肝十二指肠韧带淋巴结。

边界：12组淋巴结分成3个部分，①肝动脉左侧（12a）；②韧带的右侧和胆总管的后侧（12b）；③门静脉后方（12p）。

解剖显露：首先延长肝十二指肠韧带向肝门处的切口，然后从肝门处开始解剖，并将切口从韧带右侧向下延长到十二指肠上缘，韧带的前层就可显露清楚。仔细清扫门静脉后方的12p和胆总管后方的12b组淋巴结，同时向左推进，显露清扫肝动脉左侧的12a组淋巴结，随后操作继续朝向8组和13组淋巴结，力争整块切除淋巴结和周围组织。

(9) 13组:胰后淋巴结。

边界：淋巴结位于胰腺后方的十二指肠动脉的上下。门静脉为这组淋巴结的左外侧缘。

解剖显露：施行kocher切口显露后，十二指肠降部即可被翻提起来，胰头的背侧显露于视野下，将12p层的解剖继续延伸到胰头下方，由十二指肠开始向胰腺末端方向剥离，即可切除含有13组淋巴结的纤维脂肪组织。

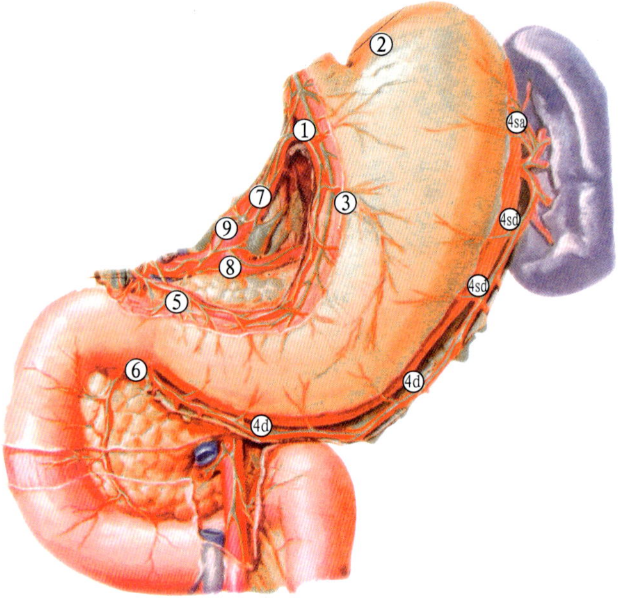

1. 正面观

(1) 贲门右淋巴结
(2) 贲门左淋巴结
(3) 小弯淋巴结
(4) 大弯淋巴结
(5) 幽门上淋巴结
(6) 幽门下淋巴结
(7) 胃左动脉旁淋巴结
(8) 肝总动脉淋巴结
(9) 腹腔动脉周围淋巴结
(10) 脾门淋巴结
(11) 脾动脉淋巴结
(12) 肝十二指肠韧带内淋巴结
(13) 胰十二指肠后淋巴结
(14) 肠系膜根部淋巴结

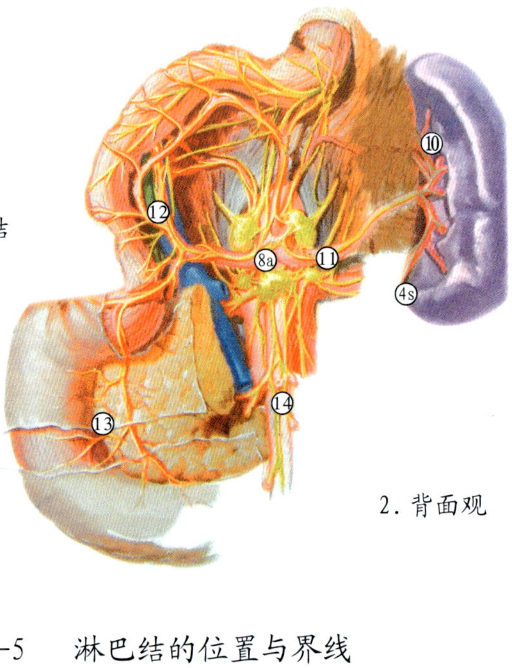

2. 背面观

图 4-5　淋巴结的位置与界线

(10) 14组、15组：肠系膜根部淋巴结和横结肠系膜淋巴结。

边界：14组淋巴结沿着肠系膜分布于其根部血管的周围，外侧缘被胃结肠干的分支所限制，下缘为空肠静脉的分支，上缘是肠系膜上缘的起点。15组淋巴结位于横结肠系膜内。

解剖显露：从结肠中静脉开始朝向肠系膜静脉的方向进行，围绕着肠系膜静脉与胃结肠静脉区间进行操作。起点的3个属支必须被剥离出来：①胃网膜静脉；②右副结肠静脉；③胰十二指肠下静脉（图4-5）。

15组淋巴结的彻底清扫只有在横结肠联合切除后方可完成，这种情况存在于T_4期肿瘤。

(11) 16组淋巴结：主动脉旁淋巴结。

边界：淋巴结沿着腹主动脉和下腔静脉周围分布。左、右各以左、右肾门为界。

解剖显露：这个区域限定为肠系膜下动脉根部到主动脉裂孔。左侧缘为卵巢（睾丸）静脉，右侧缘为下腔静脉。淋巴结清扫时可以从左侧缘，也可以从右侧缘开始进行。向下需达肠系膜下动脉根部；上部分清扫时连同左肾静脉周围组织整块切除，且需达左肾上腺静脉的起点。

3. 胃的淋巴结分站

根据《外科、病理胃癌处理规约》规定，将胃淋巴结分为1、2、3站（分别用N_1、N_2、N_3表示，更远的用N_4表示）。分别清扫第1、2、3站淋巴结的手术，各称清扫Ⅰ、Ⅱ、Ⅲ式手术（简称R_1、R_2、R_3式），见表3-3。

表 3-3　不同区域淋巴结分站

区、站	CMA	A，AM	MA，M	C，CM MC
站 1（N_1）	1 2 3 4 5 6	3 4 5 6	3 4 5 6 1	1 2 3 4
站 2（N_2）	7 8 9 10 11	7 8 9 1	2 7 8 9 10 11	5 6 7 8 9 10 11
站 3（N_3）	12 13 14	2 10 11 12 13 14	12 13 14	12 13 14
站 4（N_4）	由横结肠系膜、主动脉旁和肾周淋巴结组成			

四、胃的黏膜结构

1. 黏膜

成人胃黏膜表面积约为 800cm^2，一般呈玫瑰色或浅灰红色，青年人较为鲜艳，唯贲门和幽门处呈苍白色。其厚度不一，约为 0.3～1.5mm，以贲门部最薄、幽门处最厚。胃空虚时，由于肌组织的收缩，致使黏膜及黏膜下层凸向管腔，形成许多高低不一、排列各异的皱襞；胃饱满时，皱襞减少甚至消失，黏膜表面则相对平滑。肉眼可见胃黏膜表面有许多交织成网的小沟，将其分隔成许多直径 2～6mm 的胃区；用放大镜观察时，可见胃区表面有许多胃小凹。胃小凹的平均直径为 70 μm，深 20 μm。每平方毫米胃黏膜约有 60 余个胃小凹，整个胃约有 300～500 万个。通常一个胃小凹的底部有3～5个胃腺开口（图4-6）。包括上皮、固有层和黏膜肌三层，黏膜是由最反映胃的重要功能的结构所组成。

(1)柱状上皮

胃黏膜表面（包括胃小凹表面）均覆以单层柱状上皮。上皮细胞能分泌黏液，可在粘膜表面形成黏液－碳酸氢盐屏障，与胃黏膜屏障共同起重要保护作用。

(2)固有层

以富含网状纤维的细密的结缔组织为基础，内含血管、平滑肌纤维以及成纤维细胞，还有较多的淋巴细胞，一些浆细胞、嗜酸性粒细胞、肥大细胞等。偶可见淋巴小结，它们夹在上皮下陷到固有层的胃腺之间。胃腺是分泌消化液和黏液的腺体，根据其所在部位、结构和功能的差异，可分为胃底腺、贲门腺和幽门腺。

(3)黏膜肌

一般由内环行、外纵行两层平滑肌组成。内环肌的部分纤维可伸到固有层的腺体之间；在有的部分还可有外环行的平滑肌。黏膜肌有助于紧缩黏膜和腺体分泌物的排出。

2. 黏膜下层

由疏松结缔组织组成，其中含大的血管及淋巴管。黏膜下层还有黏膜下神经丛，主要由一些多级的副交感神经节细胞、神经胶质细胞以及无髓神经纤维等组成，可调节黏膜肌层的收缩和腺体的分泌。

3. 肌层

一般由内斜行、中环行及外纵行三层平滑肌组成。在环行肌与纵行肌层之间的结缔组织内有肌间神经丛，其结构与黏膜下神经丛相同，可调节肌层的收缩。环行肌在贲门和幽门部增厚，分别形成贲门括约肌和幽门括约肌。胃的肌层厚而有力，可增强胃壁的牢固性，与括约肌相配合，有利于接受和贮存食物，并将其绞拌、研磨后与胃液充分混合，直至将食物消化成食糜后逐步推送小肠。

4. 浆膜

是腹膜的延续部分，除极少部位（大弯与小弯的网膜附着处）外，表面覆盖有间皮。间皮内面为薄层疏松结缔组织或称浆膜下组织，内有较大的血管、淋巴管和神经通过。浆膜赋予胃以光滑的外表面，可以减少蠕动时的磨擦。（图 4-7）

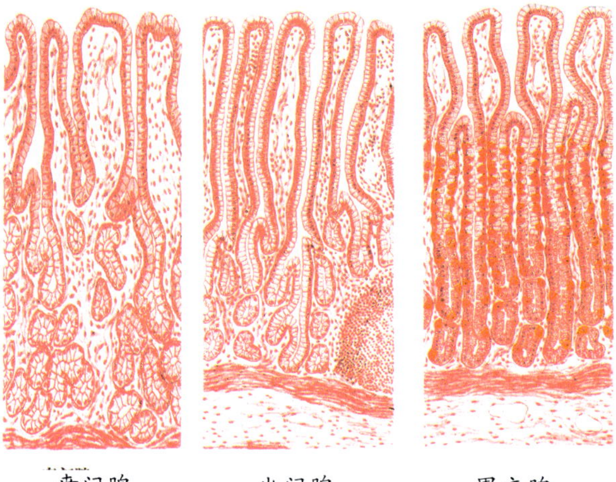

图 4-6 胃的黏膜腺

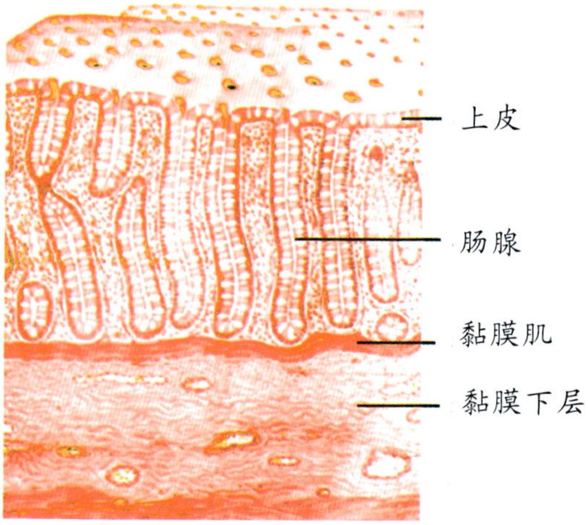

图 4-7 胃壁的组织结构

第三节 胃癌的切除范围与手术原则

一、清扫手术的切除范围

清扫手术的切除范围，应根据病变的分期和病变侵犯部位来决定。

1．I 期（早期胃癌）病例

术中探查第 1 站淋巴结未受累时，可作 D_1 手术；如果第一站淋巴结受累时，则应作包括第 1 站及第 2 站淋巴结在内的清扫术，即 D_2 手术。

2．II 期病例

早期病变浸润超过粘膜下达肌层，但淋巴结转移率不高，常累及第 1 站淋巴结，所以大多数情况下只清扫到第 2 站（D_2 手术），即可达到清扫目的。

3．III 期病例

也称高进展期胃癌，此期淋巴结转移率过高，应扩大清除范围。但术中很难确定具体是第几站淋巴结受累。虽然一般情况下淋巴结转移均在第 2 站，却仍有约 7.8% 的患者出现第 3 站转移情况。所以此期病例原则上进行选择性 D_2 或 D_3 手术，有的还必须做全胃切除或联合脾胰尾整块切除术。

4．IV（晚期胃癌）病例

对已有远处转移的病例而言，扩大清扫效果也不好，应作切除原发病灶的姑息手术，或更简单的改造手术等。

二、清扫手术的基本原则

1. 胃的切除范围

切除应广泛彻底，防止切除断端残留病灶。瘤缘距胃的切除线，早期局限性癌距瘤缘不能少于4cm，溃疡浸润性癌需5cm以上，弥漫浸润性癌在6cm以上。胃上部癌有向上浸润的特点，应至少切除食管下端3～5cm；胃中部癌已浸透胃浆膜或浸及胰体脾门时，需进行胰体、尾、脾等联合脏器切除。如果界限判断不清楚，残胃离肿瘤距离过进，则可进行全胃切除术。

2. 十二指肠切除长度

据国内外文献统计，约10%～30%胃幽门癌侵入十二指肠，故十二指肠切除长度最低需达4cm，个别病例甚至可达5cm。所以幽门部癌应常规低于切除十二指肠4～5cm。

3. 淋巴结的清扫

彻底清除引流的区域淋巴结十分重要。一般早期胃癌可行淋巴清扫Ⅰ式或Ⅱ式；进行期胃癌合并转移或浸润广泛者，应做清扫Ⅲ式或选择性清扫Ⅲ（D_3）术式。术中淋巴结清扫的范围，一般要比术前估计的大，如第1站淋巴结受侵犯时，则应扫除到第2站。手术中还要根据癌浸润的具体情况，灵活追加切除所属转移淋巴结。

4. 注意阻断胃周围血管和避免对病灶机械性刺激

开腹并确定病灶能切除时，应先将胃左右动静脉及胃网膜左右动静脉结扎阻断，防止通过动静脉引起血行性、淋巴性的癌扩散。对癌灶浸出浆膜面者，要覆盖纱布层进行缝合保护，防止手术操作刺激而引起癌细胞脱落腹膜，造成扩散及种植。在术中发现有邻近器官浸润时，要同时将其整块切除。

5. 充分暴露手术野

手术野暴露要充分，如贲门癌扩大清扫术时，应采用胸腹联合切口。但在足够显露术野的情况下，不要盲目加大切口，增加病人创伤。

6. 姑息性切除

如果扩散转移不能施行清扫的病例，可采用姑息性切除术，以消除危及生命的并发症，如穿孔、大出血、梗阻等，达到延长生存期的目的。

第四节　远端胃癌清扫切除术

【适应症】

胃窦部癌、胃窦部癌侵及胃体部、胃体部小的局限癌。病期限于早期与进展期之第Ⅱ、Ⅲ期病例。淋巴结转移范围在第Ⅱ站以内者。

【麻醉、体位】

全麻。仰卧位。

【手术操作步骤】

1. 切口

一般用上腹部正中切口。为了便于显露胃及临近器官，彻底清除胃周淋巴结，手术野必须开阔。上自剑突上2～3cm，沿正中线下行，下至脐下2～3cm，左侧绕脐。用手术刀切开皮肤后，皮下组织、腹白线、腹膜均用电刀切开。除胃下垂患者外，皆要切除剑突（图4-8）。

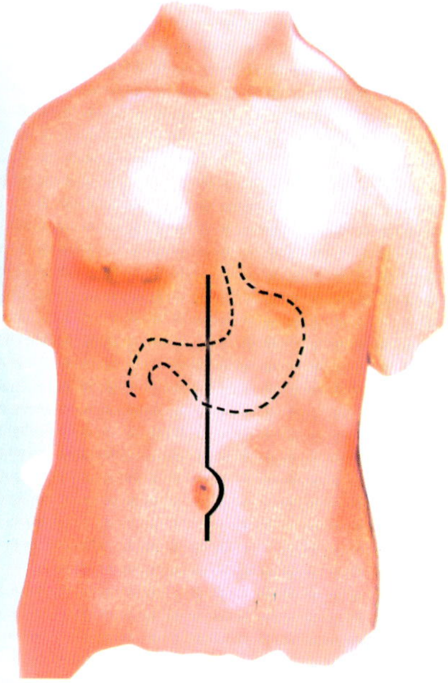

图4-8 上腹正中切口绕脐

2. 探查

顺序探查。应由远离癌肿瘤处开始，最后探查癌瘤。首先检查Douglas窝处有无接种之癌结节，肠系膜有无米粒样布散，腹主动脉旁有无移动淋巴结；再探查脾面、胰尾区有无转移；用左手探查肝脏有无转移硬结；最后仔细检查癌块，确定其部位、壁深达度、肿块大小、活动度、癌边缘与健位界限是否清楚、浆膜面情况、与胰腺及横肠系膜有无愈着。还应充分了解淋巴结转移的组站，并确定有无切除之可能。女性患者尤其要注意卵巢情况，因为克鲁根白（Krukenberg tumor）瘤是继发性卵巢癌，常继发于胃粘液腺癌。若有大量腹水或腹腔内广泛转移者，则不作更多的探查，以免增加癌扩散的机会。

3. 切除前的准备工作

（1）垫起脾脏

腹腔充分探查后，用大块厚棉纱垫放置在脾脏后上方。这是为了避免在切除大网膜时牵拉过紧，导致脾下极撕裂出血。

（2）阻断胃周血循环

用中圆针4号线，在胃左血管降支分叉处，胃右血管，胃网膜左、右血管近根部缝合结扎。如果上述拟行血管缝扎阻断处有肿大的转移淋巴结，则不可强行分离淋巴结进行血管阻断，以免引起癌的更广泛转移（图4-9）。

（3）覆盖穿透浆膜的癌灶

应用4～6层纱布覆盖在浆膜面

的病灶上，四边纱布与正常胃壁缝合，以减少术中操作引起癌细胞的脱落扩散。

(4) 癌肿周围注射美兰染料

用 1ml 的 4 号针头的注射器抽取 1ml 美兰液，在肿块周围小弯侧注射于胃壁浆膜下，观察美兰染料顺淋巴管走行染色的范围，便于行小弯侧淋巴结清扫时，作为参考标记。

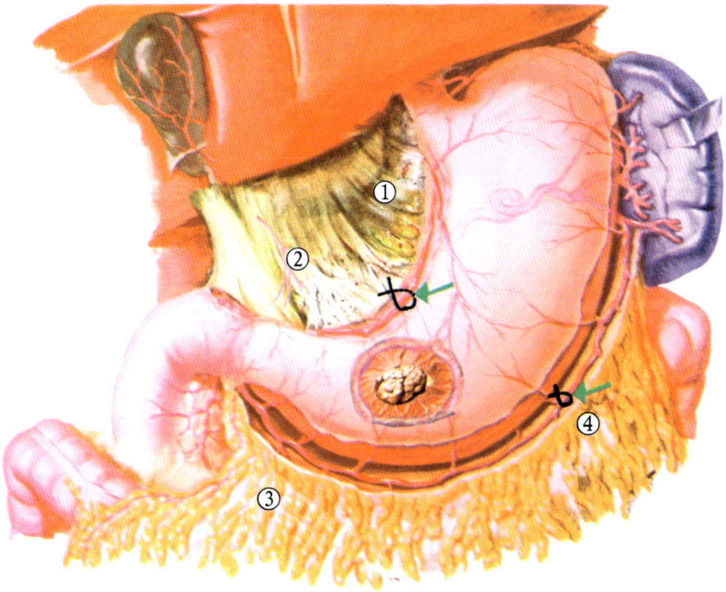

(1) 胃左动、静脉　　(2) 胃右动、静脉
(3) 胃网膜右动、静脉　　(4) 胃网膜左动、静脉

图 4-9　结扎大小弯动脉吻合弓

4. 切除大网膜及横结肠系膜前叶，清扫第15、14、4组淋巴结

术者左手提起大网膜，助手提握横结肠，分别向上、下方牵拉，充分显露大网膜附着横结肠处之相对无血管区。术者用剪刀或小刀，从横结肠右侧开始，切开横结肠系膜前叶，向系膜根部方向，分开横结肠系膜前、后叶；再将右手食、中指伸入结肠系膜前后叶之间，两指相反方向用力，仔细分开大网膜及结肠系膜前叶，上达胰腺上缘，下达结肠壁附着处的无血管区，右达结肠肝曲，左达脾下极。以上操作只要解剖层次正确，用力轻柔，在10min内即可完成，遇有小血管可结扎之（图4-10）。

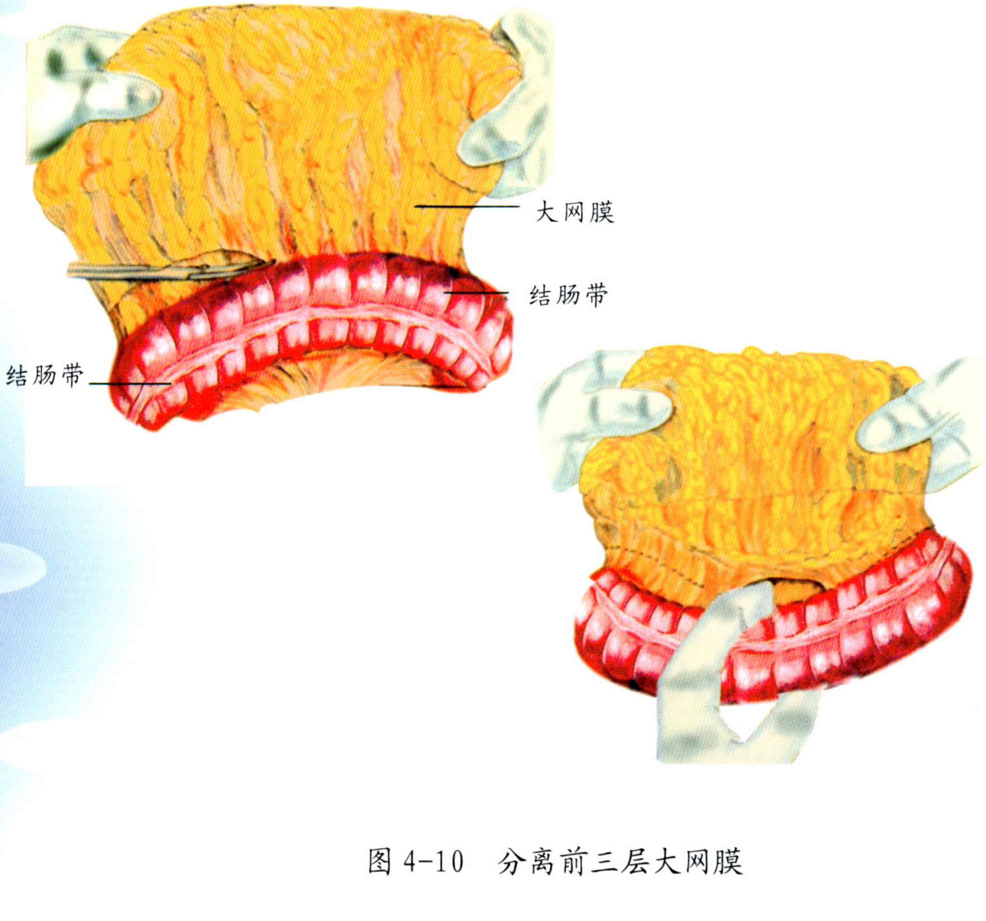

图 4-10　分离前三层大网膜

继之，第二助手将胃提起，术者提起大网膜及胃结肠韧带向右牵拉；第一助手向下牵拉横结肠，另一手附着固定脾脏，并切开脾门处之网膜，向右侧将胃左侧网膜切除。遇有肠系膜根部淋巴结（第14组）、结肠中动脉周围淋巴结（第15组）、左侧大弯下方淋巴结（第4组），应摘除送病理检查（图4-11）。

胰头处横结肠系膜前叶与胰十二指肠前叶紧密愈着，可一并切除。寻找胃网膜右静脉与胰十二指肠前下静脉合流处，即胃网膜右静脉根部，于该处分离、结扎、切断；然后，再向右方分离胃网膜右动脉，在胃十二指肠动脉分叉处，即根部予以结扎、切断。此时方可完成第6组淋巴结的彻底清除（图4-12）。

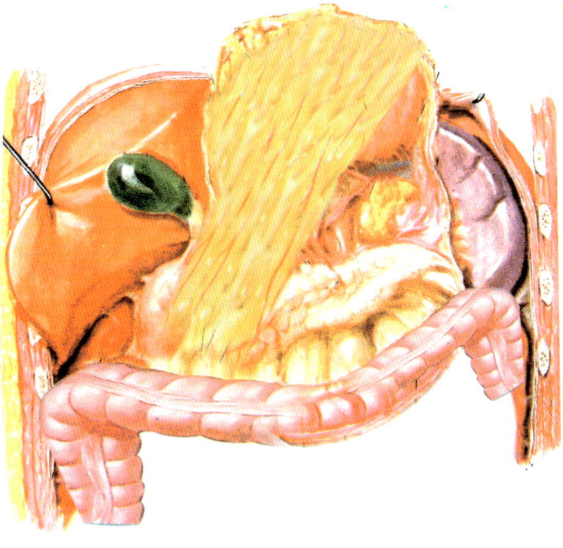

图4-11 游离大网膜，切除15、14、4组淋巴结

5. 切断胃网膜右血管、清除第6组淋巴结

继续向右上方剥离，达胰腺下缘背侧时，若肠系膜上动、静脉周围有肿大之淋巴结（第14组），应予以清除。

在清除幽门下（第6组）淋巴结时，首先要弄清楚胃网膜右动、静脉解剖学的特殊性，即胃网膜右动脉是从胃十二指肠动脉发出的，而胃网膜右静脉经由胃十二指肠静脉、胃结肠静脉干，汇合于肠系膜上静脉（图4-12）。

此二血管在幽门下方并不伴行，其间有较大间隙，内有第6组淋巴结，清除时最好将连同少许胰腺钩突在内的组织一并切除，方可达到清扫的目的。

头后方覆盖一层融合筋膜，其下可见胰十二指肠后动脉弓，此弓旁有数个淋巴结，即第13组胰后上、下淋巴结，疑有转移时，切除送病理检查（图4-15）。

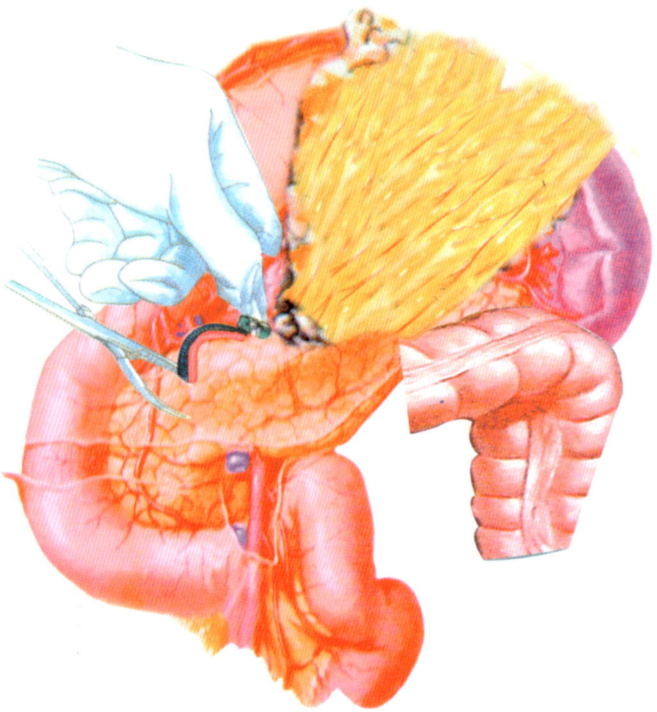

图4-12 大网膜剥离后清扫第6组淋巴结

6.牵拉十二指肠，清除第13、16组淋巴结

切开十二指肠外侧腹膜，将胰头十二指肠向内侧充分游离提起，在胰

接着再清除位于总胆管与胰腺外侧缘之间的第12b组淋巴结。继续牵拉胰头十二指肠，显露下腔静脉与腹主动脉，如果腹主动脉周围淋巴结（第16组）肿大，则摘除送病理检查（图4-15）。

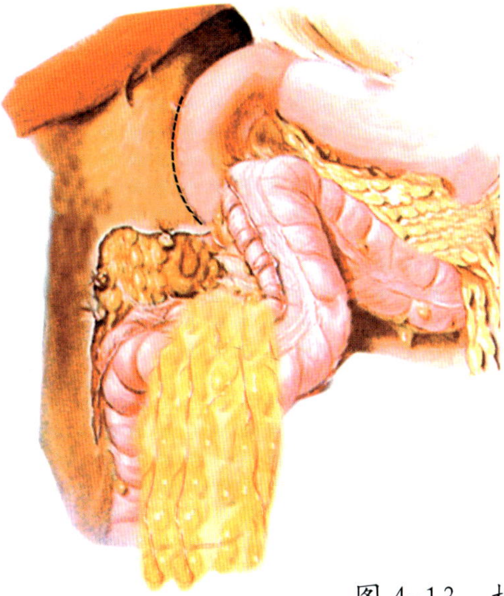

图 4-13 松动显露十二指肠，
准备清扫第 16 组淋巴结

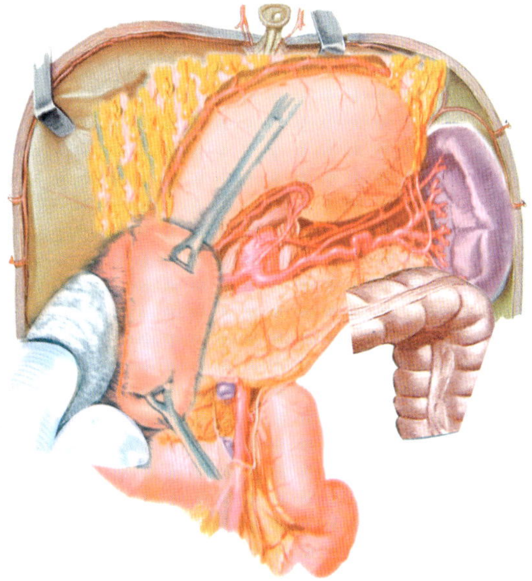

图 4-14 向右侧推移十二指肠

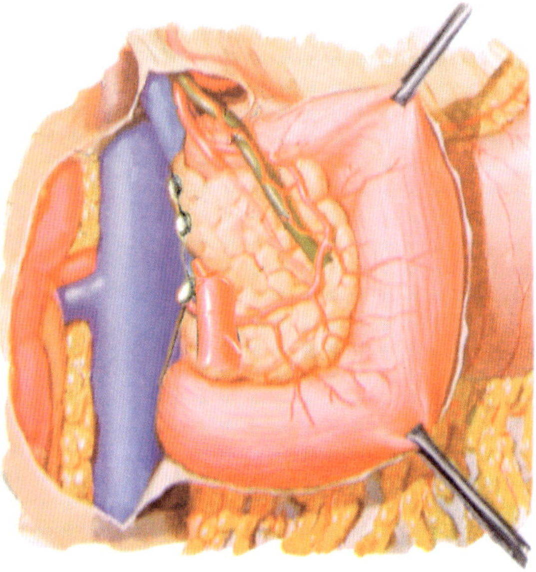

图 4-15 显露下腔静脉及腹主动脉，
清扫第 13、第 16 组淋巴结

7. 游离小网膜，清除肝、十二指肠韧带内淋巴结

先将十二指肠送还原位，将胃十二指肠向下牵拉，充分显露肝十二指肠韧带浅叶，在肝下近肝门处剪开肝带前面被膜，显露出肝固有动脉，向下分离出胃右动脉根部和胃右静脉，于根部分别结扎，清扫第 5 组淋巴结（图 4-16）。接着清除肝十二指肠韧带右侧被膜，显露胆总管，切除胆总管与肝固有动脉之间的第 12a 组淋巴结（图 4-17）。

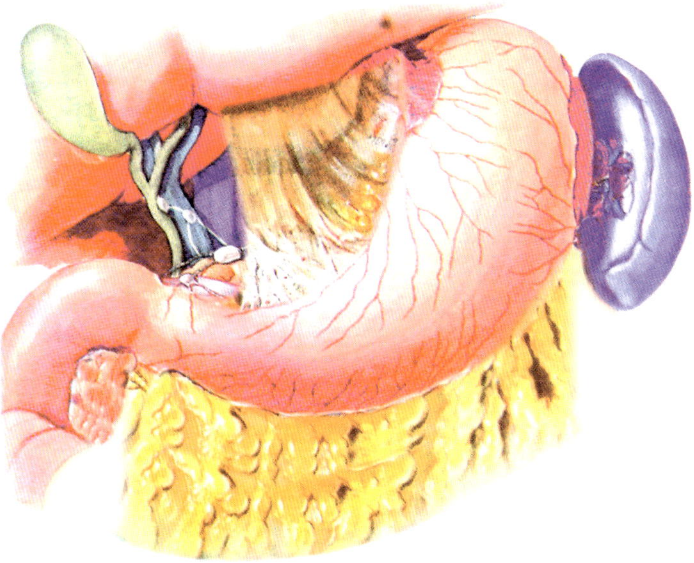

图 4-16　切除肝十二指肠韧带及肝胃韧带，显露第 5 组淋巴结

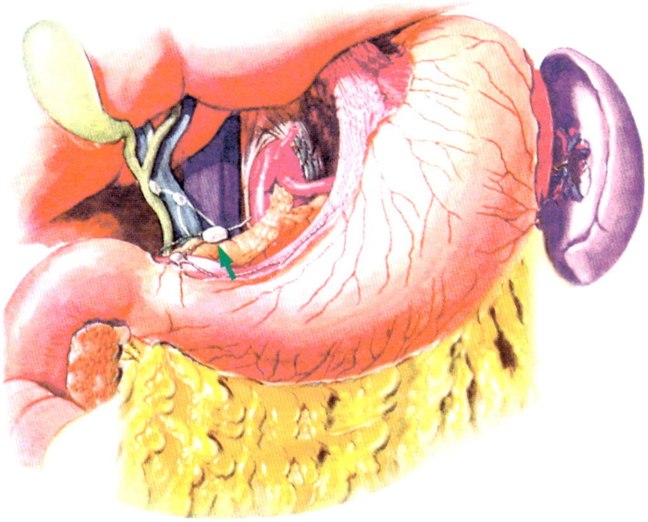

图 4-17　清除肝十二指肠韧带内第 12a 淋巴结

8．切断、封闭十二指肠

幽门侧清除结束后，当进行十二指肠的切断。对于幽门部癌，要注意可能存在向十二指肠方向的浸润，故要尽可能多地切除十二指肠。按前述规定，一般应切除5cm长的十二指肠球。于切断线处，“U”字交锁缝合十二指肠前、后壁，一般需4～5针。打结后切断十二指肠，残端已牢靠封闭，再用碘伏消毒残端，4号线荷包缝合十二指肠浆肌层，收线将十二指肠包埋严密（图4-18、4-19、4-20）。

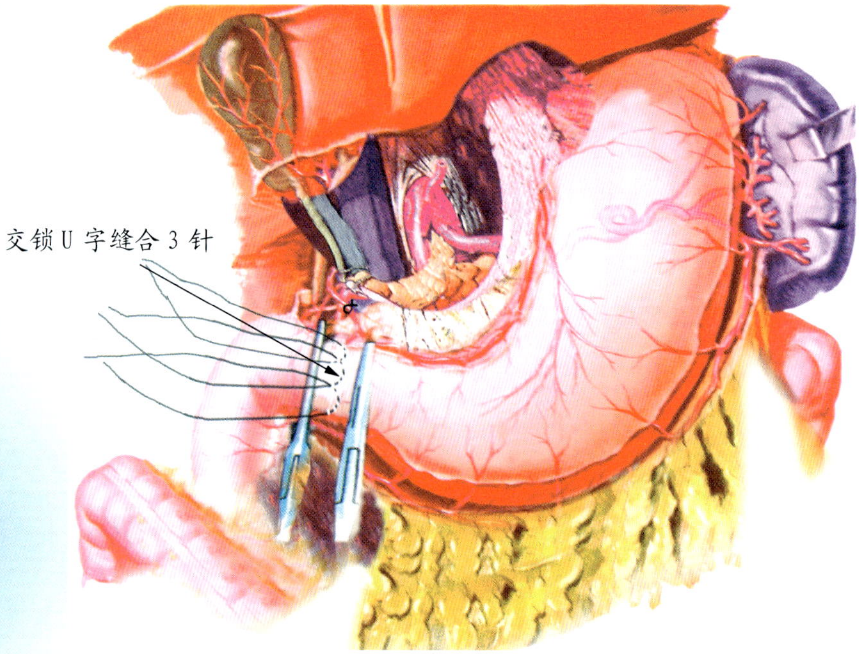

图4-18　十二指肠切线交锁U字缝合

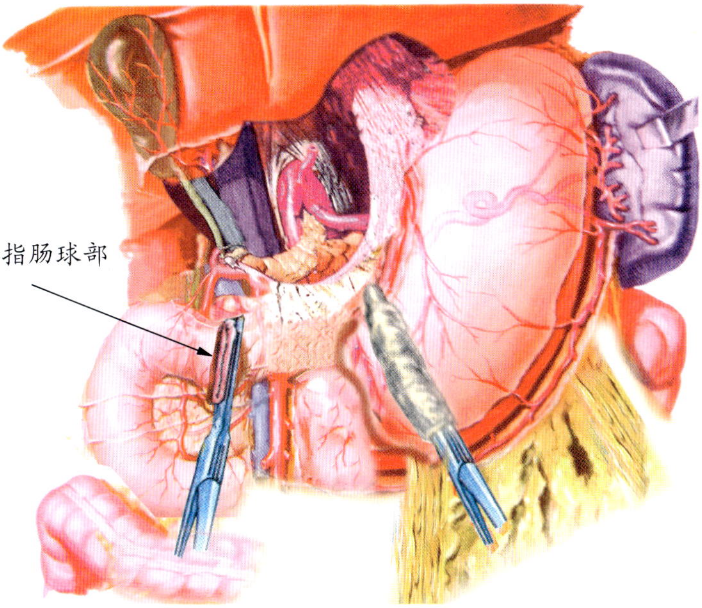

图 4-19　切断十二指肠球部

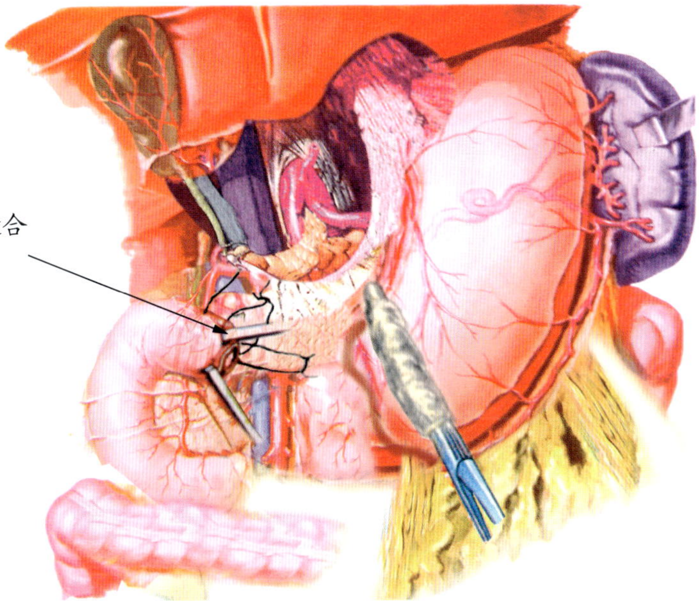

图 4-20　残端荷包缝合包埋

9.清除肝总动脉干淋巴（第8组），切断胃左动脉，清除腹腔动脉周围淋巴结（第9组）

将切断之胃向病人左上方翻转提起，将胰腺向下牵拉，可见肝胰皱襞，肝总动脉走行其间，自肝总动脉与胃十二指肠动脉交叉处开始，分离剪开覆盖之肝总动脉之腹膜，从远侧向根部显露肝总动脉。首先清除肝总动脉干末端下与胰腺间之幽门后淋巴结（第8组）。清除肝总动脉淋巴结时，应注意胃左静脉的走行，防止损伤破裂出血。在显露肝总动脉时，随时注意胃左静脉的切断、结扎。

继续剪开肝总动脉干周围被膜，再向上方清除腹腔动脉干周围淋巴结，向左侧可见脾动脉根部，在肝总动脉左前上方可见胃左动脉，于根部双道结扎并切断之，第9组淋巴结可完全被清除（图4-21）。

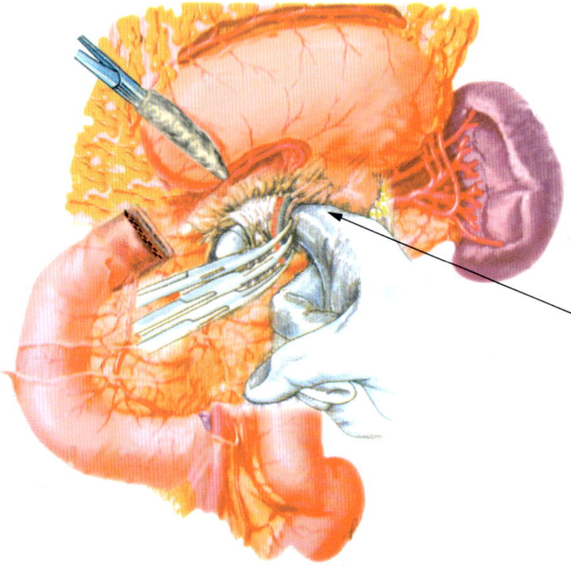

图4-21 切断、结扎胃左动脉，清扫第8、第9组淋巴结

10.清除脾动脉干淋巴结（第11组）

进一步将胃提起，显露胰腺体、尾部。于胰腺上缘分离脾动脉，因为胃后动脉由脾动脉中部发出，此处一般

有2～3个淋巴结，应彻底清除。若是远侧胃癌，此组淋巴结（第11组）不一定要清除（图4-22）。

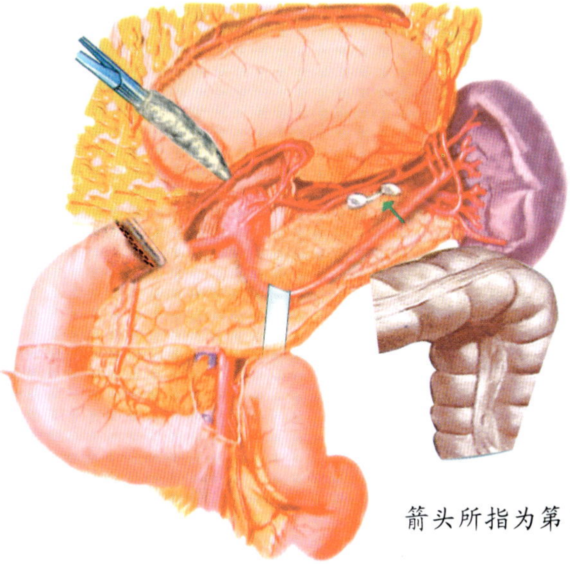

图4-22　清扫第11组淋巴结

11. 清除胃上部淋巴结

胃上部小网膜向上达食管腹段右侧，在贲门处分为前、后两叶，中间充满脂肪组织。第1组淋巴结位于此间隙的上方，所以清除此组淋巴结应从食管腹段右侧开始，分别剪开贲门小弯侧小网膜的前、后叶，剪断右侧迷走神经，清除第1组淋巴结；继续向下清除小网膜内的第3组淋巴结；以及胃胰韧带内的第7组淋巴结，这样第1、3、7组淋巴结可整块切除（图4-23）。

12. 胃切除

胃的切除范围应根据胃癌病期及类型决定。早期癌在癌近侧缘上方3cm以上；进行期限局型癌则至少4～5cm以上；浸润型应在7～8cm以上。胃大部切除时胃切断线，小弯侧距贲门3cm，大弯侧平脾下极。两点连线切断胃，小弯侧封闭，大弯侧保留4～5cm，备胃肠吻合。胃肠道重建前，胃残端浆膜下止血（图4-24、4-25）。

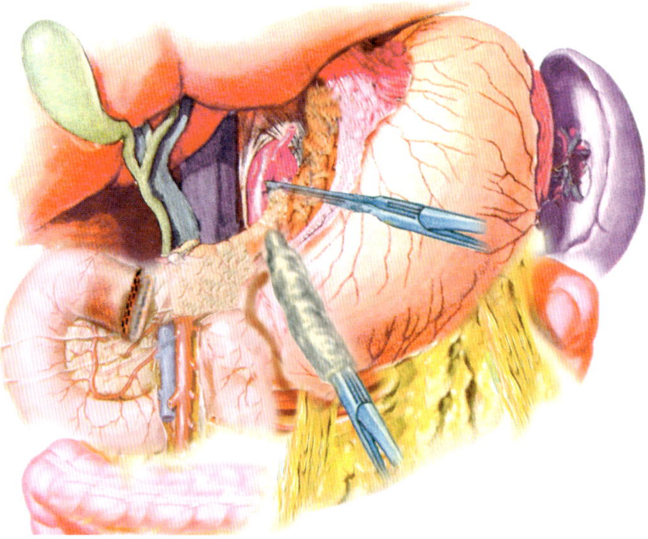

图4-23 切断食管贲门右侧小网膜连续部，清扫第1、第3、第7组淋巴结

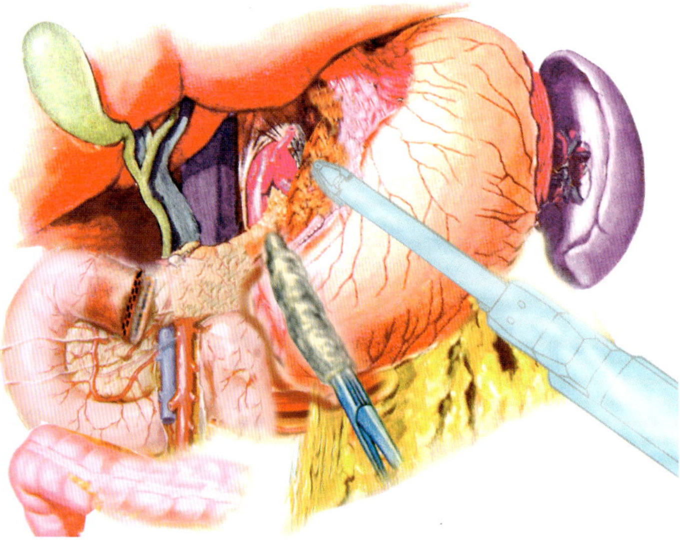

图4-24 胃大部切除术：切胃与缝合断端小弯侧

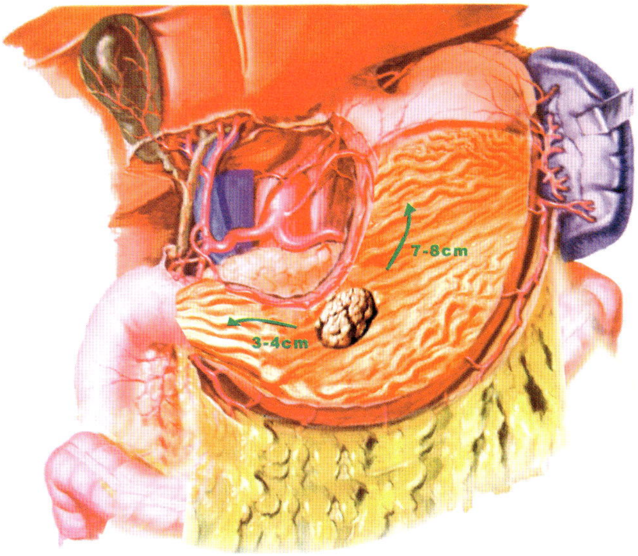

图 4-25　清扫性胃次全切除术手术切除范围

【器械胃肠道重建术】

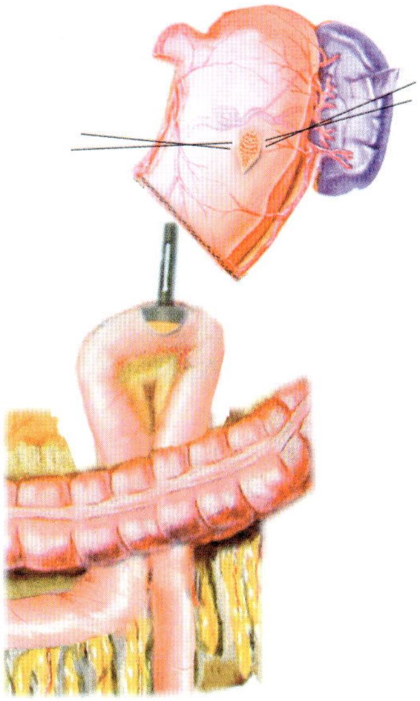

图 4-26　空肠置入钉砧头，胃前壁造口

步骤一：

用缝线结扎，或钛夹、超声刀等方法游离胃，再用直线形切割缝合器做胃的部分切除。切除后观察断端关闭情况。

空肠经横结肠后穿出，在空肠肠系膜对缘的适当位置做一荷包，用内径测量器选择适合的吻合器型号，将钉砧头插入空肠后，注意此造口距离胃断端缝合线至少 3 厘米以上。系紧荷包线，在残胃前壁打开一个 3 厘米的线性开口（图 4-26）。

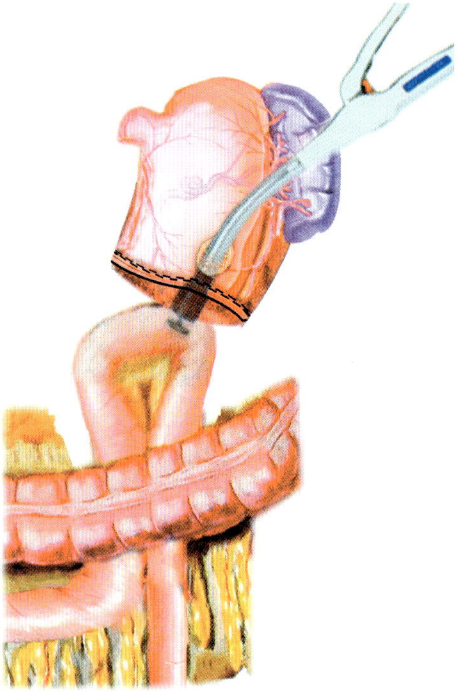

图 4-27 胃置入圆型吻合器主体与钉砧头对接

步骤二：

将圆形吻合器经胃造口插入，用内置穿刺器导引穿过胃后壁，将钉砧头上的中心杆与内置穿刺器对合。旋紧器械并击发。退出圆形吻合器后，切下的组织需呈“玫瑰花瓣”形状，且玫瑰花瓣必须是完整地包含全层组织。如果玫瑰花瓣不完整，应仔细检查是否有漏口并及时修补。

用直线形缝合器关闭胃造口，并将多余的残端组织切除。用直线形切割吻合器行空肠空肠吻合，并关闭其共同开口（图 4-27）。

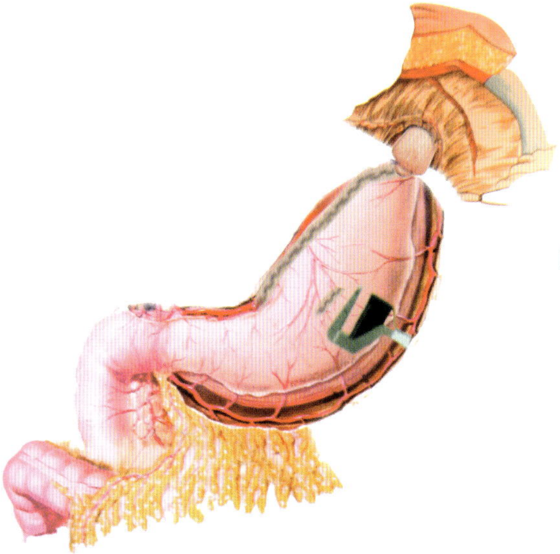

图 4-28 直线型缝合器关闭胃壁造口

步骤三：

用直线型缝合器关闭胃前壁上的临时切口（图 4-28）。

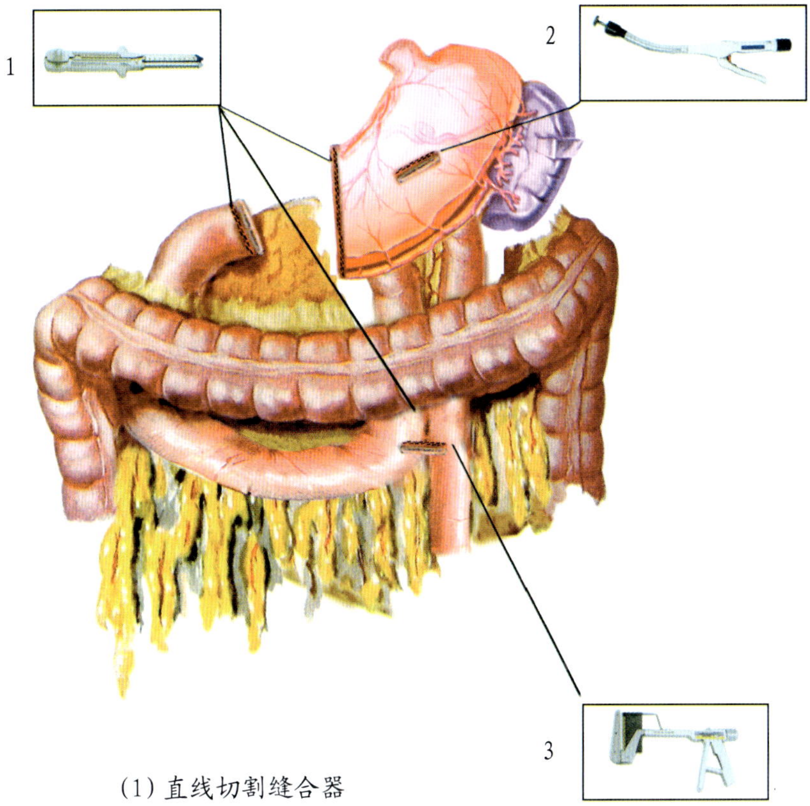

(1) 直线切割缝合器
(2) 圆形弯管吻合器
(3) 直线形缝合器

图 4-29　缝合器使用示意图

第六节　近端胃癌清扫切除术

【适应症】

胃底癌未超过一个分区者；胃体小弯侧癌，近贲门但未侵及胃角切迹以下者；胃上部癌，术中观察及冰冻检查幽门上、下淋巴结未转移者；贲门癌侵及膈下食管段。

【麻醉、体位】

全麻。右侧卧位，躯干与手术台呈45°角。

【手术操作步骤】

1.切口

（1）胸腹联合切口

适用于扩大清扫性切除，全身情况良好者。

（2）上腹正中胸骨纵切并经膈肌切口

适用于贲门癌或侵及食管下段，肺功能不良的老年患者。

（3）单纯开腹与单纯开胸

适用于癌肿限局较小或行姑息切除，全身情况欠佳者。

2. 切除范围

切除范围因癌灶位置而有所不同。癌位于小弯侧者，多切小弯侧，适当保留大弯侧；癌位于大弯侧者，多切大弯侧，适当保留小弯侧。一般大弯侧须保留10cm，小弯侧须保留5cm。

3. 切开胸壁及探查

患者取右侧卧位，向左侧摇床，减少患者与手术床的倾斜度。先行正中切口，切开腹壁后腹腔探查，确定病变范围和周围脏器浸润程度，以及肝、肠、盆底有无转移。如果符合近端胃大部切除条件，则摇床使患者与手术台呈45°角。切口向左上延至左胸第七肋间，呈弧形，向后至腋前或腋中线。切开支膈肌，进入胸腔，同时切断肋弓，并切除0.5cm的一段肋软骨.剪开膈肌，直达食管裂孔，沟通胸腹腔，显露足够的手术野。

4. 切除大网膜，确定胃大弯远侧切断线

将胃体大弯展开，由右向左开始，靠近胃网膜右血管用电刀切断大网膜，继续向幽门下方游离，探查第6组淋巴结，如无转移，不作切除，如有转移，可以清除或考虑施行全胃切除术。胃大弯侧切断线一般在幽门上10cm，或能保留胃网膜右血管的全长。

5. 结扎、切断胃右血管，断胃

在幽门轮上2～3 cm处结扎、切断胃右血管。如果该血管周围有转移的淋巴结，可将其于根部结扎、切断，彻底清除转移淋巴结。只要保留胃网膜右血管，切断胃右血管并不影响残胃血运。

胃小弯远侧切断线，一般在幽门轮上5cm，或能保留胃右血管1～2支即可。为方便手术操作，可先行断胃。在预定切断线上，大弯侧用肠钳夹约5cm留待吻合，小弯侧切断后，前后壁间断全层缝合，再间断浆肌层缝合。

6. 清除肝总动脉干及腹腔动脉淋巴结

在胰腺上缘切开肝胰皱襞、肝总动脉被膜，显露肝总动脉，清除周围

的第8组淋巴结。沿肝总动脉分离，向左上达其根部，显露胃左动脉根部，并结扎切断该动脉，清除腹腔动脉周围之淋巴结（第9组）；继续向上游离，直达膈肌下食管右侧，清除贲门右（第1组）淋巴结及其结缔组织。

7.游离食管下部左侧，切断食管

由胃体大弯向左上方继续游离大网膜，达脾下极时切断、结扎胃脾韧带，尤其胃短动、静脉的结扎要牢靠，要避免撕裂脾门引起出血；继续向上达膈肌，清除贲门左侧淋巴结（第2组）。根据贲门病变大小及浸润下段食管的情况，决定切除食管的长度，同时连同前后的迷走神经一并切断（图4-30）。

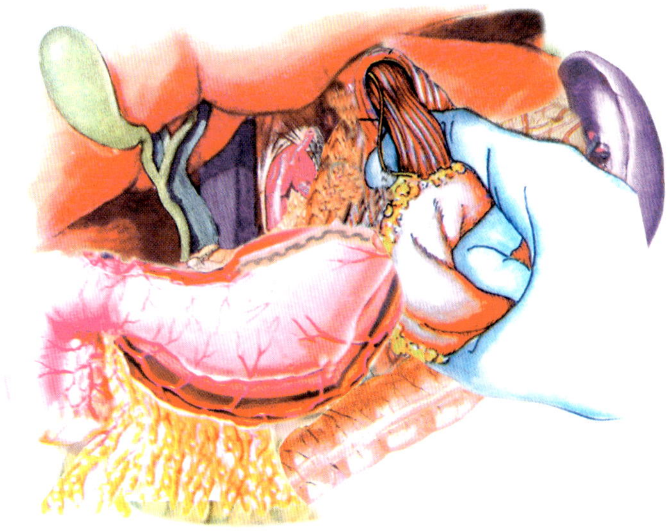

图4-30　显露贲门部食管

【器械胃肠道重建术】

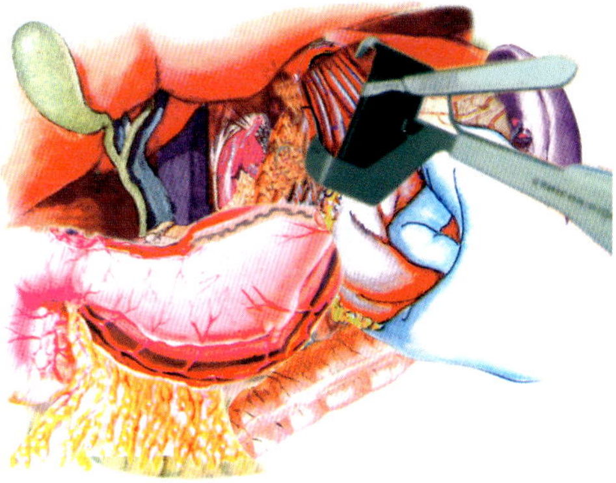

图 4-31 缝合器切断、缝合贲门

步骤一：

用直线型缝合器切断、缝合贲门（图 4-31）。

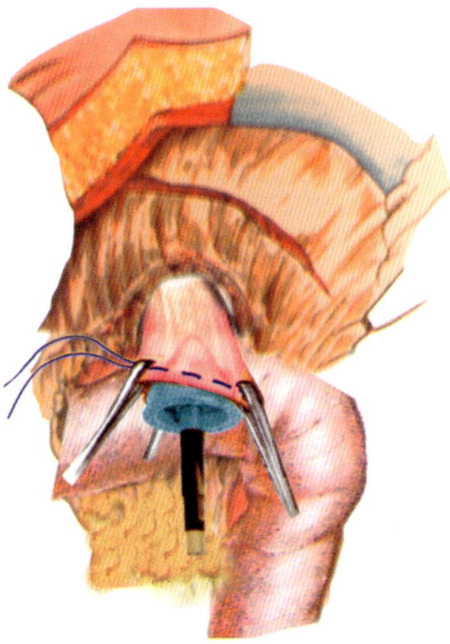

图 4-32 食管内置入钉砧头

步骤二：

食管断端用荷包钳做荷包，用圆形吻合器做吻合，将钉砧头小心置入食管断端的荷包内，打结（图 4-32）。

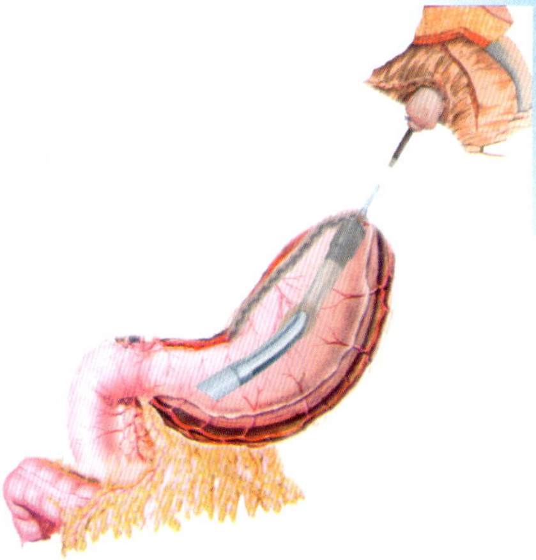

图 4-33 残胃内置入圆型吻合器

步骤三：

顺时针旋转器身尾部的调节钮使穿刺器缩回，再从胃前壁的临时切口处置入吻合器，切口应距将要做的食管、胃吻合口3cm以上，以免影响吻合口供血。

逆时针旋转器身尾部的调节钮，将穿刺器从胃底（或胃后壁）穿出，直至术者看到穿刺器上的桔红色区域露出为止（图4-33）。

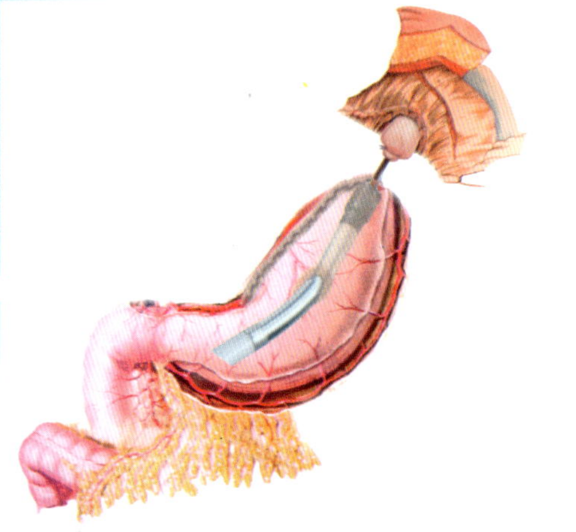

图4-34 圆型吻合器主体与钉砧头接合

步骤四：

这时可以轻松地将吻合器与钉砧头接合，听到"咔嗒"声则表示对合成功（图4-34）。

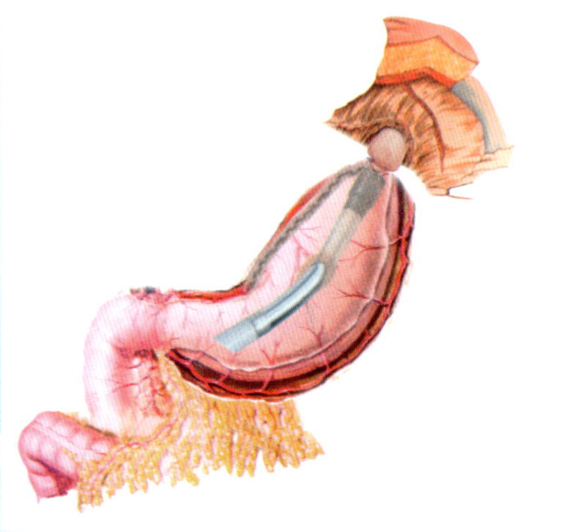

图4-35 击发圆型吻合器进行食管与残胃吻合

步骤五：

顺时针旋转器身尾部黑色调节钮，注意不要将胃与食管扭曲。将指示窗内的红线调整到绿色安全区域内，再根据组织厚度调整该红线的具体位置。

如果指示窗内的红线未进入到绿色安全区域，则安全开关不能被打开。

击发时手中有落空感，并听到清晰的"咔嗒"声，方表示吻合完成。

这时首先关上保险开关，然后逆时针方向旋转器身尾部黑色调节钮半圈至一圈，将红色指示线退至绿色范围外。左右轻晃或轻轻旋转即可很容易将器械退出（图4-35）。

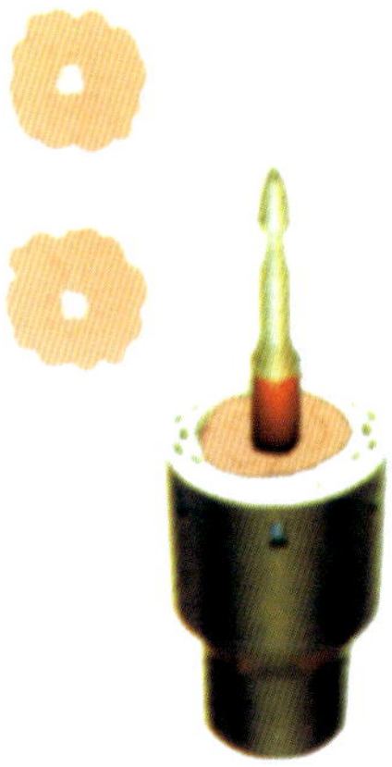

步骤六：

检查两个切下的玫瑰花瓣，应该是完整无缺（图4-36）。

图 4-36　检察两端切缘组织呈玫瑰花瓣样形状

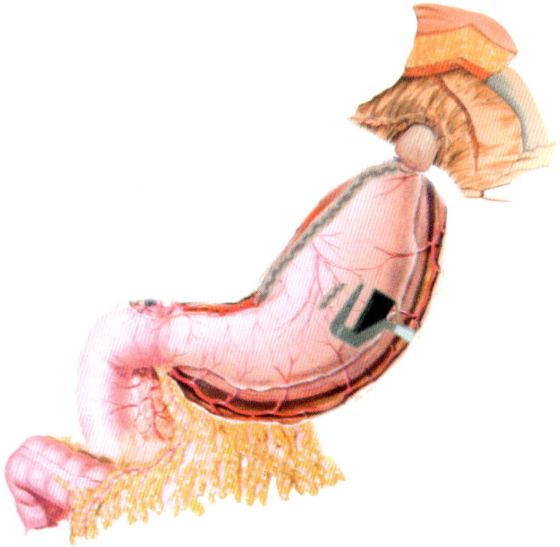

步骤七：

用直线型缝合器关闭胃前壁上的临时切口（图4-37）。

图 4-37　直线缝合器缝合胃壁造口

第七节 全胃切除术

【适应症】

癌肿侵犯两个区域以上时，如胃窦、胃体癌同时存在；胃小弯浸润癌向贲门及幽门侧延伸；胃癌浆膜层广泛受侵；癌肿及周围淋巴结直接侵及周围脏器；大网膜、小网膜、横结肠系膜等有少量小的转移结。

【麻醉、体位】

全麻。右侧卧位，患者与手术台呈45°角。

【手术操作步骤】

1.切口

一般采用胸腹联合切口，具体操作步骤同近端胃大部切除术。

2.切除范围

胃上部、中部癌而食管部未受侵者，应切除全部大网膜、横结肠系膜前叶、胰体、胰尾、脾、全胃，有时尚需联合切除左叶肝脏。如为胃上部癌而食管受累者，则需要切除一段食管。

3. 胃下部手术切除

由于胃癌清扫的要求，该手术较单纯全胃切除术更为常见，几乎是目前全胃切除术的定型手术。胃下部的游离清除范围同远端扩大切除术，在此基础上继续完成全胃切除后胰脾切除的各个步骤。即首先切除大网膜，于结肠肝曲内侧找到胃网膜右静脉根部，在与胰十二指肠静脉合流前，予以切断、结扎；再向右上方分离出胃网膜右动脉，在胃十二指肠动脉分叉处，即根部予以结扎，同时清除第6组淋巴结。

4. 显露下腔静脉及腹主动脉

在十二指肠外侧，作一直切口，将十二指肠及胰头部后侧部分分离松动，并向内上方牵拉，即可见到胰头后部。剪开融合筋膜，可直视下腔动脉及辅助动脉，此时可发现肿大的第13组淋巴结，以及腹主动脉周围第16组淋巴结，予以彻底清除。

5. 清除腹腔动脉周围淋巴结及结扎、切断脾动脉

按远端胃大部切除术清除腹腔动脉淋巴结，将胃左动脉自根部结扎、切断后，再将脾动脉自根部结扎、切断，清除第8、9、12组淋巴结。

6. 游离脾、胰体尾部，结扎、切断脾静脉

将脾脏周围的脾结肠韧带、脾肾韧带分离后，从脾外侧的侧腹膜剪开，松动脾后方，从腹膜外将脾、胰体尾部游离掀起，在紧靠肠系膜下静脉左侧将脾静脉干从胰脾后游离出来，予以结扎、切断。

7. 胰体尾的切断与处理

胰体部切断线为脾动脉根部与肠系膜下静脉入脾静脉处之间的联线上。此联线上如有小血管，当首先用细线缝合止血。

可在切断线胰头侧置一肠钳，在胰腺前后面稍呈楔形切断胰腺；在胰

腺断面中央仔细寻找主胰管，用细丝线结扎；再在胰腺切断缘向里1cm处做一针“U”形缝合，以期确实结扎主胰管。断端胰腺创面需严密止血，再较稀疏地缝合4～5针。

8.下段食管的处理

将切断的胰腺、脾连同胃向下牵拉，游离胃底及食管左侧右壁，遇左膈下动脉予以结扎。继续向右，切开食管前面的腹膜，分离左右迷走神经并加以切断。经过上述充分游离，可彻底清除第1、2组淋巴结。如为贲门癌，应开胸清除胸部下段食管旁淋巴结（第110组），以及膈淋巴结（第111组）。关于食管切断线问题，各家意见不一，可根据贲门受侵情况来决定。Borrmann Ⅰ型至少切除食管3cm，Borrmann Ⅱ、Ⅲ型至少切除食管5cm，Borrmann Ⅳ型则切除更多。可在手术中进行切缘冰冻病理检查，以指导切除食管的长度。

【器械胃肠道重建术】

癌侵犯幽门轮或十二指肠已有癌累及，一般不行Billroth Ⅰ吻合术，可施行结肠前或结肠后Roux-y型吻合术。长臂与残胃端端吻合，短臂在Treitz韧带下10～15cm处与空肠行端侧吻合，两吻合口间距应为40cm以上。

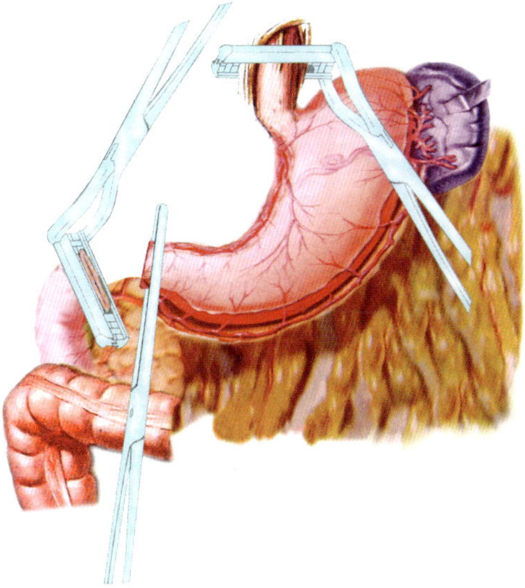

图 4-38　切断十二指肠球部和贲门

步骤一：

用缝线结扎，或用钛夹、超声刀等方法将胃游离，在近食管端和胃幽门处分别用荷包缝合法或直线形切割缝合器法，做全胃切除（图 4-38）。

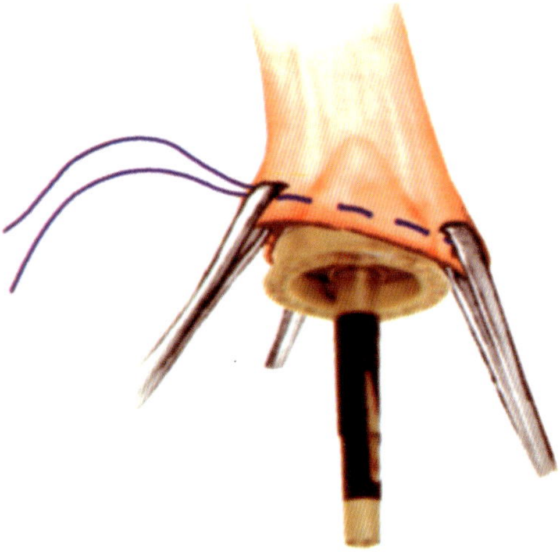

图 4-39　钉砧头置入食管残端

步骤二：

将原食管残端缝合线切除，并在原位置用荷包钳做荷包缝合，将钉砧头插入，收紧荷包线（图 4-39）。

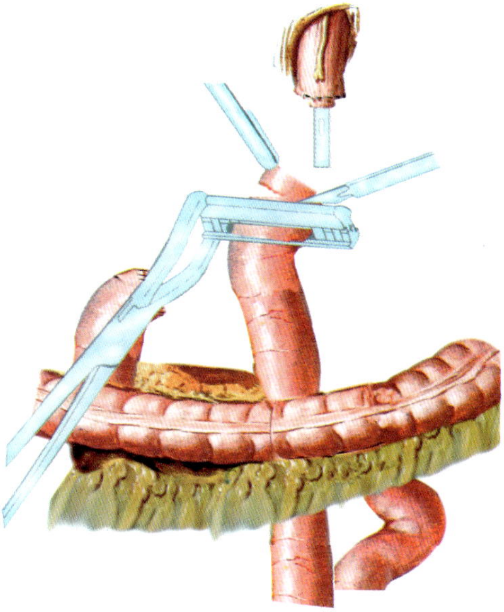

图 4-40 封闭器闭合空肠上端

步骤三：

将空肠段经结肠后拉至食管处（图 4-40）。

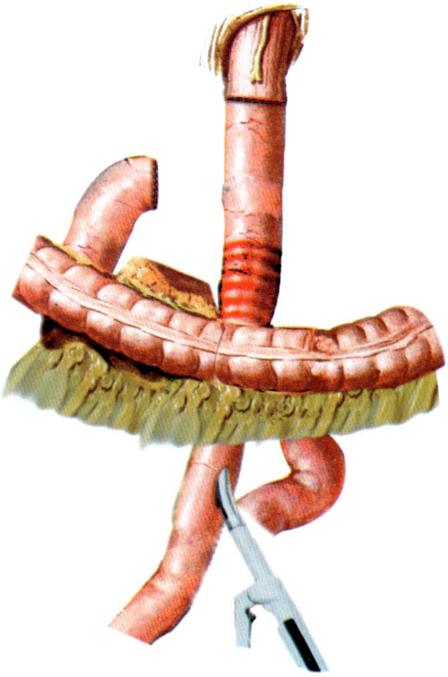

图 4-41 圆型吻合器置入空肠准备吻合

步骤四：

空肠远端肠系膜对缘处开一小口（距近端约 40 厘米处），选择一口径合适的圆形吻合器插入至空肠近端。应特别注意操作轻柔，避免损害肠壁。

在近端空肠中心处，把荷包线收紧在吻合器内置穿刺器的桔黄色安全区域内。将内置穿刺器与食道远端的钉砧头对合。关闭吻合器并击发，形成一个端对端的食管空肠吻合。退出吻合器，检查吻合口是否完整。如果不完整，则行必要的修补（图 4-41）。

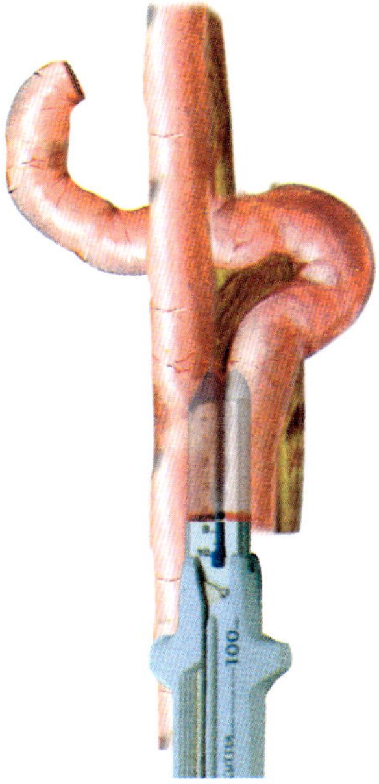

图 4-42　直线型切割缝合器施行近、远端空肠侧侧吻合

步骤五：

在空肠远端肠系膜对缘处将原缝合断端剪开，同时在与之平行的肠段系膜对缘处也开一小口，把直线形切割缝合器分别插入两个开口，关闭器械，击发形成一个空肠-空肠侧侧吻合，退出器械并检查吻合口（图4-42）。

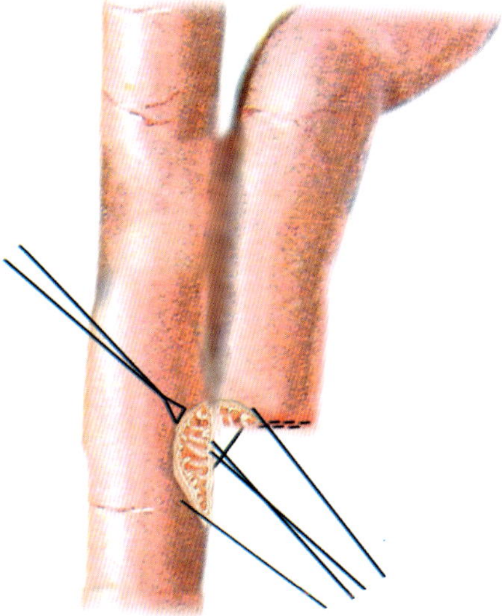

图 4-43　管腔共同开口缝线牵拉

步骤六：

在管腔共同开口处用缝线牵挂，用三角缝合法准备关闭造口（图4-43）。

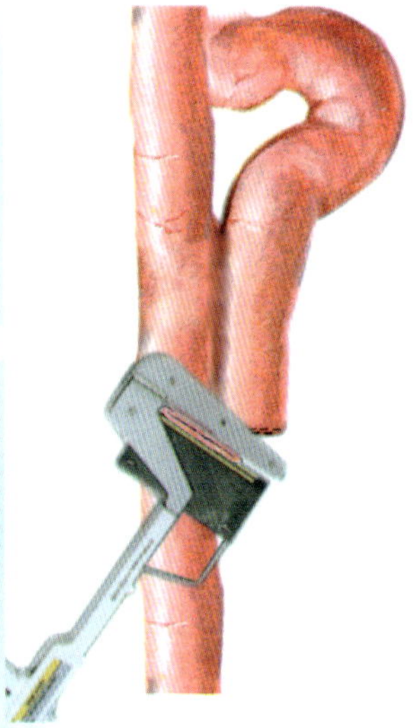

图 4-44 缝合器缝合空肠切口

步骤七：

用直线型缝合器关闭共同开口，然后检查缝合处。（图 4-44）

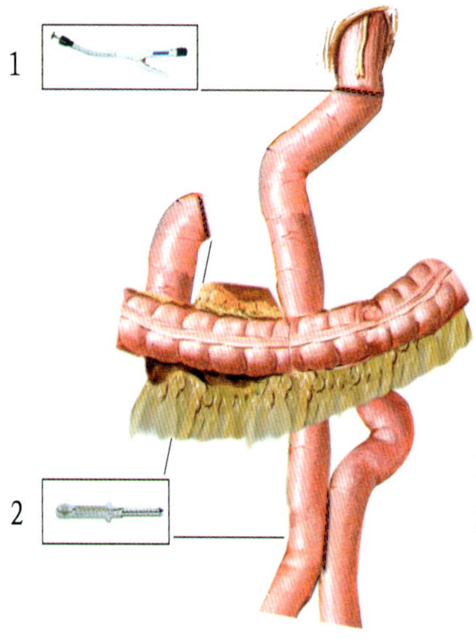

图 4-45 缝合器使用示意图

第五章　结肠癌

第一节　应用解剖

一、结肠的形态与分布

结肠长约1.5米，分为盲肠、升结肠、横结肠、降结肠及乙状结肠（图5-1）。结肠有四个特征：①表面有三个纵型的结肠带；②带间有囊状凸起的结肠袋；③带间有大小不等的脂肪垂；④肠腔较大，肠壁较薄。

右半结肠主要吸收食糜中的水分，左半结肠主要贮存和排出粪便。切除结肠后，吸收水分的功能将逐渐由回肠所代替。

盲肠位于右髂窝，为升结肠的起始部，与回肠末端相连，在其后下端有盲管状的阑尾。回肠突入盲肠处的粘膜褶成唇状为回盲瓣，具有括约肌的作用，可防止肠内容物反流。

升结肠是盲肠的延续，上至肝右叶的下方，向左转成结肠肝曲，并移行于横结肠。升结肠前面及两侧有腹膜覆盖，位置较固定，但后面以蜂窝组织与右肾和输尿管相隔。结肠肝曲内侧稍上方有十二指肠降部，左右半结肠切除术时应避免损伤。

横结肠自结肠肝曲开始，向左在脾下极弯成锐角，形成结肠脾曲，向下连接降结肠。横结肠全部被腹膜所包裹，并形成横结肠系膜，同时借此系膜连于腹后壁。结肠脾曲的位置较高，上方与胰尾及脾相接近，故在切除结肠时应注意对胰、脾的保护，同样在施行脾、胰手术时，也要仔细保护结肠脾曲。

降结肠自结肠脾曲开始，向下至左髂嵴，至第三骶椎上缘续于直肠。乙状结肠的系膜比较大，故活动性较大，是肠扭转的诱因之一。

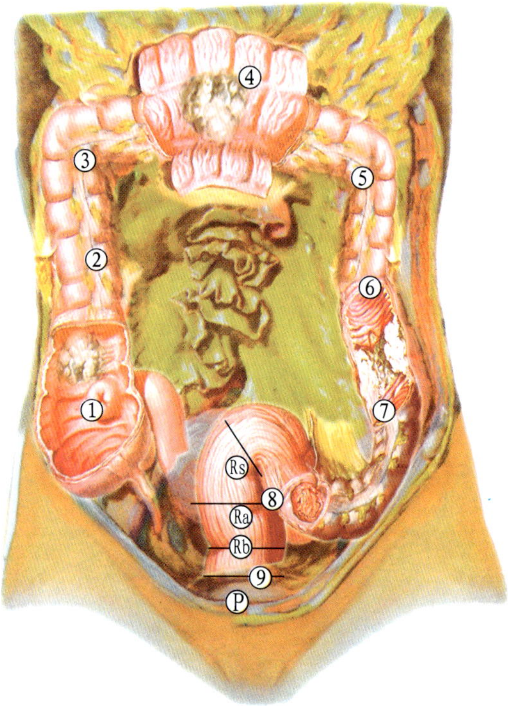

Rs 上段直肠
Ra 中段直肠
Rb 下段直肠
P 肛管

(1) 盲肠癌 302（5.2%） (2) 升结肠癌 322（5.6%） (3) 结肠肝曲癌 170（3.0%）
(4) 横结肠癌 176（3.1%） (5) 结肠脾曲癌 95（1.7%） (6) 降结肠癌 191（3.3%）
(7) 乙状结肠癌 550（9.6%） (8) 直肠癌 3860（67.2%） (9) 肛管癌 78（1.4%）

图 5-1 5644 例结肠的分部及其癌发率

二、结肠的血管分布

右半侧结肠的血液由肠系膜上动脉的分支——中结肠动脉、右结肠动脉、回结肠动脉所供应。中结肠动脉由肠系膜上动脉的右侧发出，稍偏右侧进入横结肠系摸内，分为左右两分支，供应横结肠。在胃肠吻合时，应于中结肠动脉左侧切开横结肠系膜，以免损伤该动脉（图 5-2）。

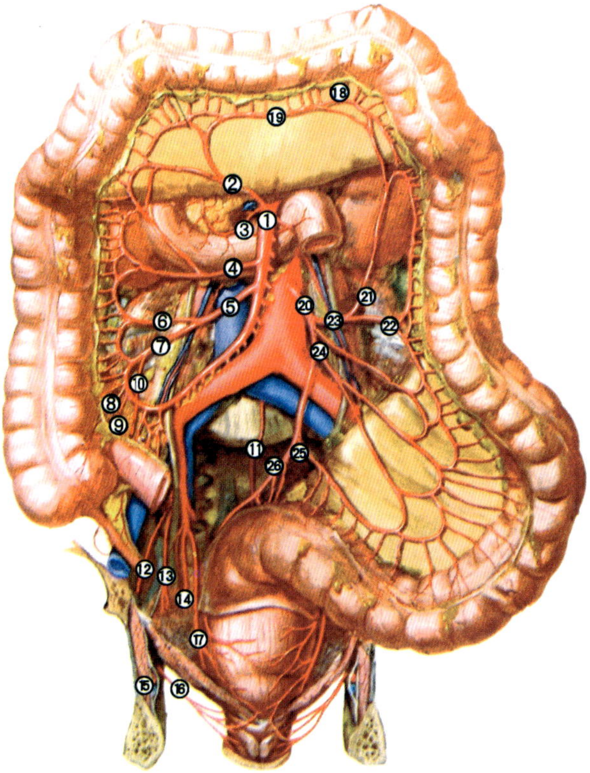

(1) 中结肠动脉 (2) 肠系膜上动脉 (3) 右结肠动脉 (4) 回结肠动脉
(5) 阴部内动脉 (6) 直肠中动脉 (7) 直肠下动脉 (8) 直肠上动脉
(9) 乙状结肠动脉 (10) 肠系膜下动脉 (11) 左结肠动脉

图 5-2 结肠的动脉

值得注意的是，一般结肠中动脉起自肠系膜上动脉的左侧，供应横结肠的左半部。有的患者无结肠中动脉，而由较大的左结肠动脉来供应横结肠（图 5-3）。手术时应注意。

右结肠动脉供应结肠肝曲及升结肠上 2/3 部位。右结肠动脉起自肠系膜上动脉，也可与邻近动脉共同起于肠系膜上动脉。回结肠动脉是肠系膜上动脉的终末支，供应盲肠、升结肠的下 1/3 部分、阑尾及回肠末端（图 5-2）。

左半侧结肠的血液由肠系膜下动脉分支——左结肠动脉、乙状结肠动脉供应。左结肠动脉分支、降两支，供应降结肠的血运。乙状结肠动脉有 1～6 支，呈扇型分布于乙状结肠。所有结肠的动脉，均在肠系膜内吻合，形成边缘动脉，并由边缘动脉分出终末动脉至肠壁。终末分支又分长短两支，长支行于浆膜下，短支经过肌层达粘膜下层，两支很少有吻合。在结肠手术中，分离肠管的脂肪垂时，不能牵拉过紧，以免将浆膜下走行的终末动脉分支结扎、切断，影响肠壁血运（图 5-4）。

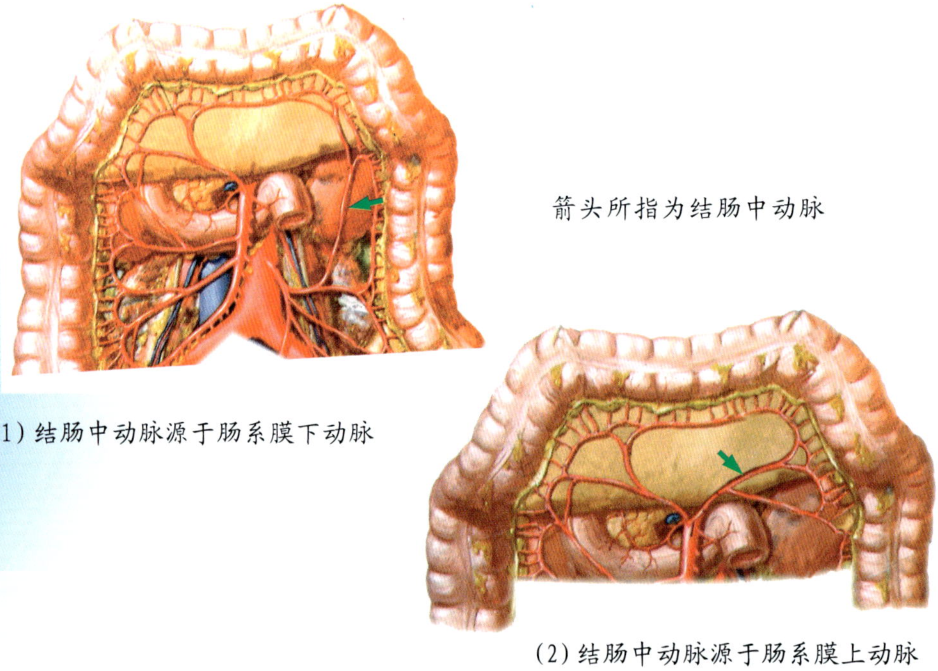

箭头所指为结肠中动脉

(1) 结肠中动脉源于肠系膜下动脉

(2) 结肠中动脉源于肠系膜上动脉

图 5-3 结肠中动脉的变异

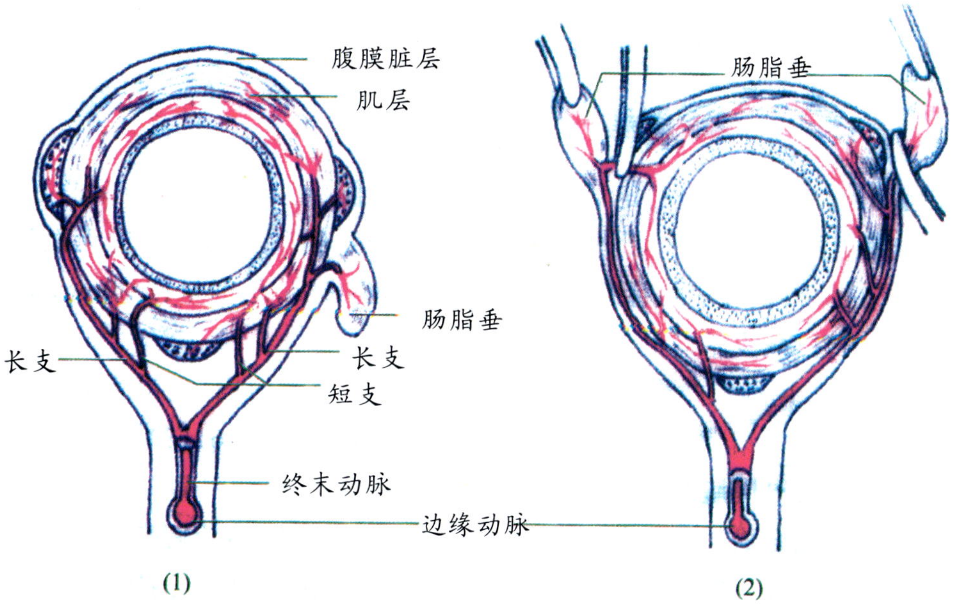

图 5-4 结肠边缘动脉

三、结肠的淋巴分布

结肠的淋巴分布，均经结肠壁上的结肠上淋巴结，到边缘动脉附近的结肠旁淋巴结，再经过肠系膜血管周围的中间淋巴结，注入肠系膜上、下动脉根部的淋巴结，最后汇入腹主动脉周围的腹腔淋巴结。熟悉结肠的淋巴引流，对结肠癌清扫术的清扫范围有重要的指导意义（图 5-5）。

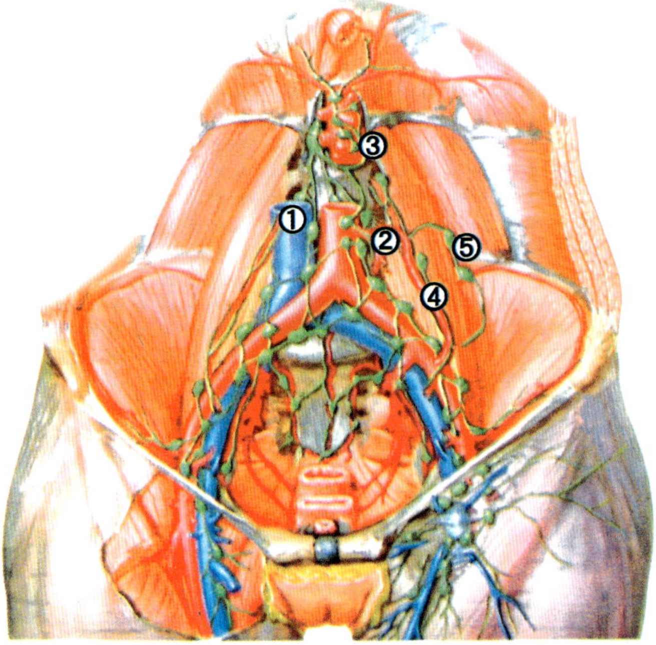

(1) 腹主动脉旁淋巴结　　(2) 肠系膜下动脉旁淋巴结
(3) 左结肠旁淋巴结　　(4) 中间淋巴结
(5) 结肠壁淋巴结

图 5-5　左结肠的淋巴分布

第二节　结肠癌的切除范围及手术原则

一、结肠癌的切除范围

根据淋巴结的清扫程度和范围，可将结肠癌切除分为四种：① R_0，单纯切除主病灶。② R_1，只清扫第1站淋巴结。③ R_2，清扫第2站淋巴结。④ R_3，要求清扫到第3站淋巴结。由于癌灶占据部位不同，手术的具体范围也不同。

盲肠、升结肠癌沿肠系膜上动脉分离，切断、结扎主干血管，清扫其根部即回结肠动脉根淋巴结及右结肠动脉根淋巴结；距盲肠10cm以上切断回肠，切断、结扎结肠中动脉右分支，切除回肠中动脉右分支；切除回肠末端、盲肠、升结肠、横结肠右1/3以及所连大网膜，行回肠、横结肠对端吻合。肝曲结肠癌还需清扫结肠中动脉根淋巴结（图5-6）。

横结肠癌要将结肠中动、静脉自根部切断、结扎，重点清扫结肠中动脉根淋巴结，距癌灶左右10cm切断横结肠及所连大网膜，行端端吻合术（图5-7）。

降结肠癌需行降结肠、横结肠左半侧、1/2上段乙状结肠切除，清扫肠系膜下动脉根淋巴结。如果行扩大清扫术，则将该血管自根部结扎、切断，行结肠端端吻合术（图5-8）。脾曲结肠癌也需清扫结肠中动脉根部淋巴结。

乙状结肠癌需行乙状结肠切除术，并切除下1/2降结肠及上1/3直肠，清扫肠系膜下动脉根部淋巴结（图5-9），乙状结肠上段癌需要切断、结扎肠系膜下动脉及伴随静脉（图5-9）。

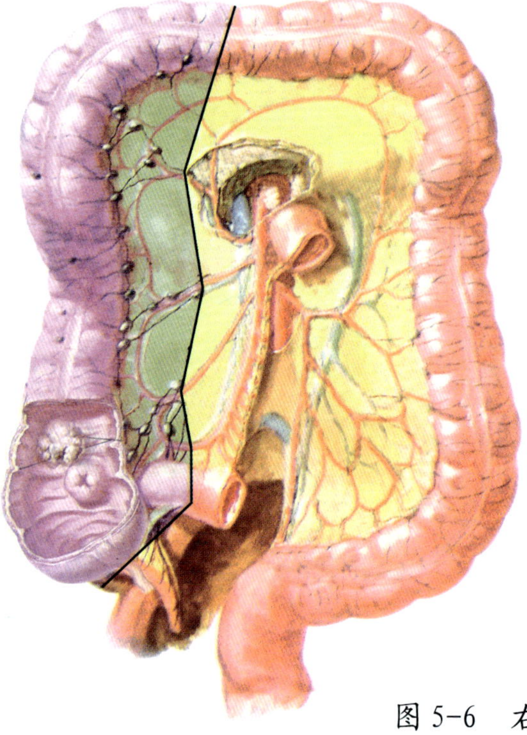

图 5-6　右半结肠切除范围

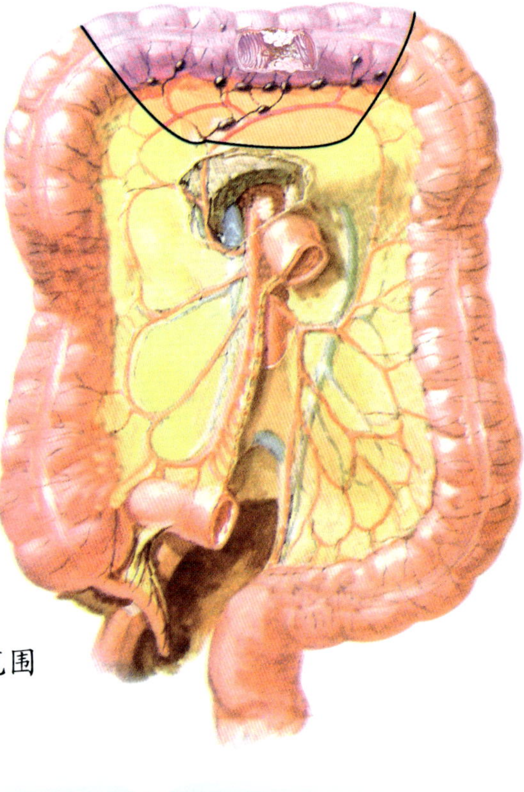

图 5-7　横结肠切除范围

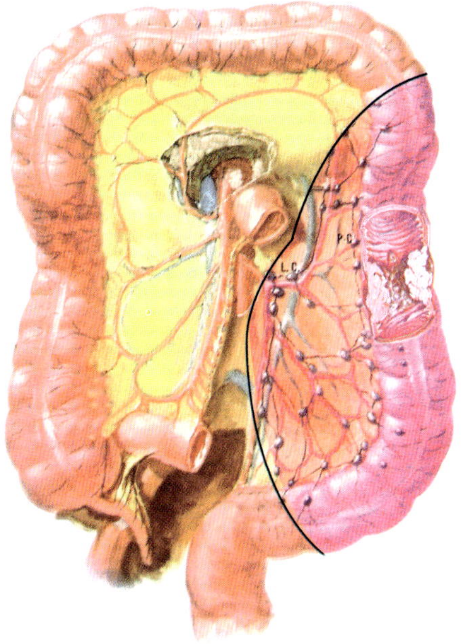

图 5-8　左半结肠切除范围

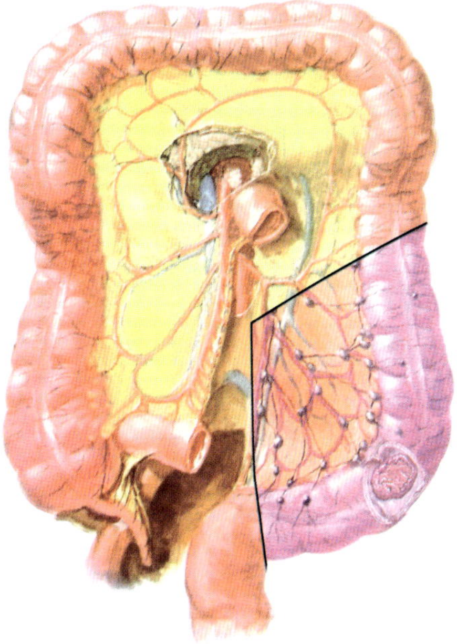

图 5-9　乙状结肠切除范围

二、手术原则

结肠癌的手术原则是：直视下，自上而下处理血管，尤其是结肠中动脉根部和肠系膜下动脉根部。然后，自内而外整块切除病灶及淋巴引流区。对梗阻性右半结肠癌，主张行右半结肠一期切除，回肠横结肠吻合术，对梗阻性左半结肠癌也可行一期切除吻合术，但指征要严格，有时需近端造瘘。

术中要严格执行无瘤技术，操作轻柔。在肿瘤上下端分别用纱带结扎肠腔并留置做牵引用。对浆膜受损者，该处禁止用手触摸，为防止术中癌细胞脱落种植，可用纱布缝合固定癌肿表面。切除癌肿应采用Turnbull等人推荐的不接触技术（No-touchisolation），即在切除肠段的动脉主干部结扎血管，游离切断系膜，再切断肠管，做到将病变部位整块切除。

第三节 清扫性右半结肠切除术

【适应症】

盲肠、升结肠及结肠肝曲的癌瘤。

【麻醉及体位】

连续硬脊膜外腔阻滞麻醉或全身麻醉。仰卧位。

【手术操作步骤】

1．切口

取右下腹直肌或正中旁切口。(图 5-10)

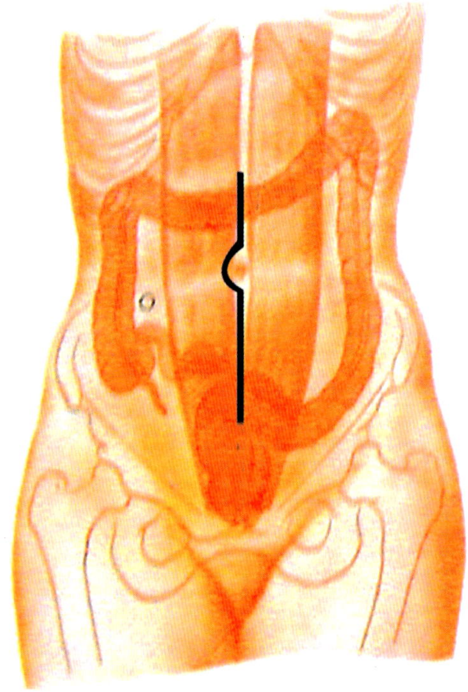

图 5-10 升结肠癌切口

2. 切除范围

包括右半侧横结肠、结肠肝曲、升结肠、盲肠及末端回肠20cm，以及上述肠管所属系膜及淋巴结，还有部分大网膜和胃网膜血管。此手术操作要点是：在手术开始时即切断向心的血管和淋巴引流通道，并尽量避免对癌瘤的挤压，防止术中癌细胞的扩散（图5-11）。

3. 探查

首先探查有无转移癌或多发癌；再检查肝脏及盆腔有无转移，肠系膜淋巴结有无肿大、转移；最后检查局部病灶，判断其病变性质和活动度，以及与周围组织、器官的关系。有时虽已有肠系膜淋巴结或肝脏的转移，但若操作无困难仍应争取切除。因为切除表面溃烂、出血、感染的肿瘤后，再经中西医结合治疗，可使病情缓解。

4. 结扎切除的肠段

将小肠推向左侧，用展开的大网膜将其包裹并用盐水纱布覆盖；然后在右侧横结肠和回肠末端距盲肠20cm处，用止血钳穿过横结肠和小肠系膜的无血管区，各带入一纱布条，分别结扎，闭锁病变肠管的近、远端（图5-11）。

5. 切除右半侧大网膜及幽门下淋巴结

由胃网膜血管弓开始游离大网膜，沿胃大弯将右半胃结肠韧带集束分离、结扎、切断；继而在横结肠的拟切断线上分离、切开大网膜，使左、右大网膜分离；结扎胃网膜右血管，在十二指肠降部前面及腹膜侧分别游离大网膜附着部；切除幽门下之淋巴结（图5-12）。

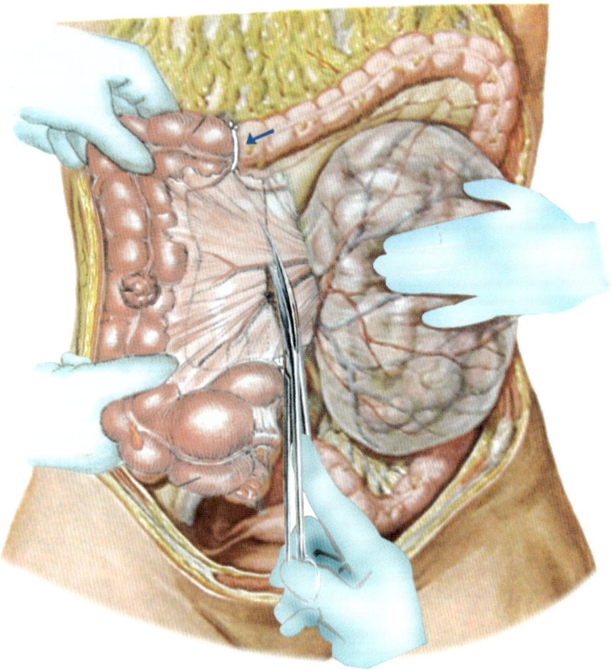

找到结肠右静脉和回结肠静脉，予以结扎，防止手术操作挤压引起癌细胞远转。

图 5-11 结扎肿瘤上下端肠管

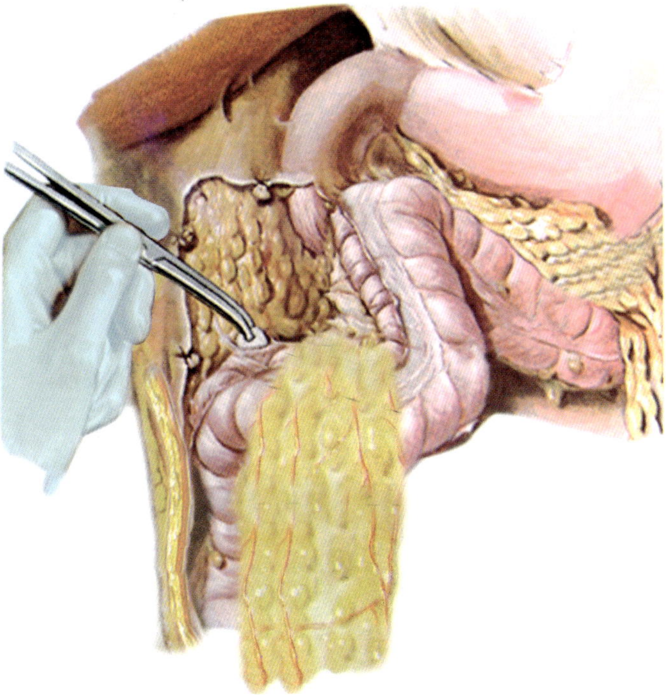

图5-12　切除右半大网膜及幽门下淋巴结

6.结扎血管

在胰腺钩突内侧和胰腺下缘水平，显露肠系上血管及结肠中动脉、静脉。于胰头前面可分离出胃结肠静脉干，在右结肠静脉周围如发现肿大的淋巴结应予以切除。如果癌灶部位在结肠肝曲，则应先结扎结肠中动脉根部，然后结扎伴随静脉。肿瘤位于盲肠及升结肠下端时，则只需结扎结肠中动脉、静脉的右支；再进一步分离肠系膜上动脉及上静脉，显露结肠右动、静脉及回结肠血管，于根部分别结扎之（图5-13）。

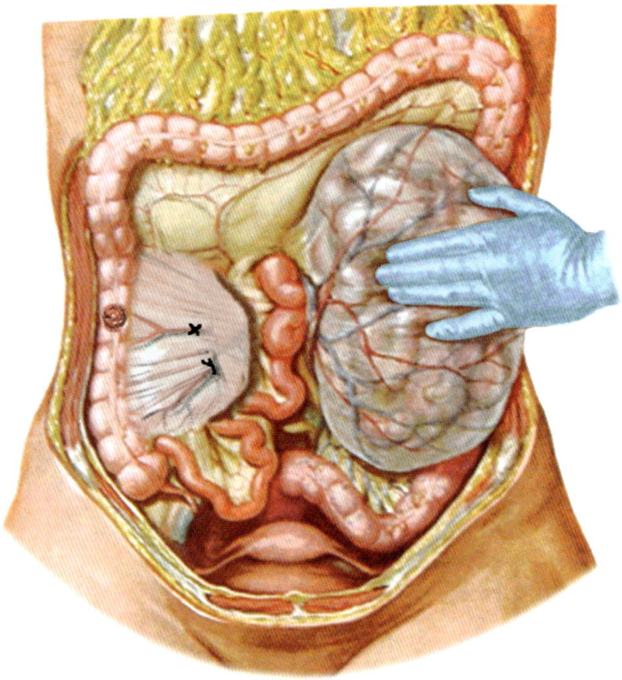

图 5-13 切断右结肠血管、淋巴及肠系膜

7. 分离右半结肠

将盲肠、升结肠牵向左侧，沿结肠外侧自髂窝至结肠肝曲切开后腹膜，将升结肠从腹后壁游离（图 5-14）。将结肠肝曲向下牵拉，显露肝结肠韧带并将其分束结扎、切断（图 5-15）。

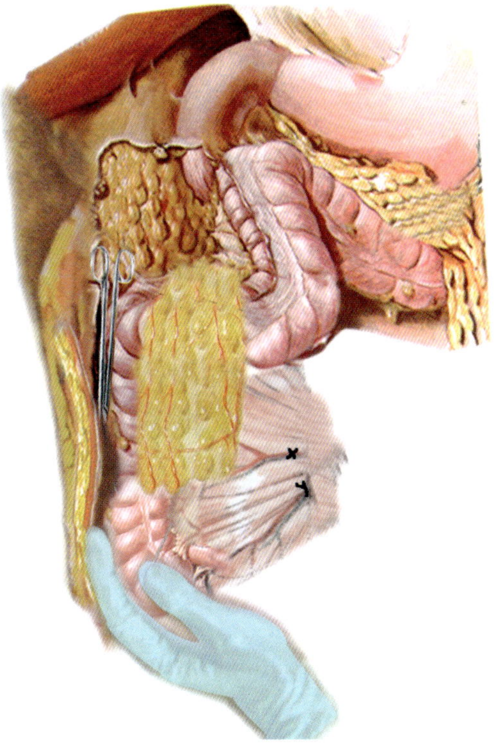

图 5-14　剪开升结肠外侧腹膜

8．游离升结肠后组织

升结肠的右侧有输尿管、精索内（卵巢）血管，上方有十二指肠，故有时会出现肿瘤与输尿管或十二指肠粘连，应予以仔细剥离，以免损伤。

9．切除病变

提起升结肠，钝、锐结合将右侧结肠连同肠系膜及腹膜后脂肪组织及淋巴结由上而下、由内而外进行分离，整块切除。切断肠管时注意切线，系膜对侧缘应多切除一些。

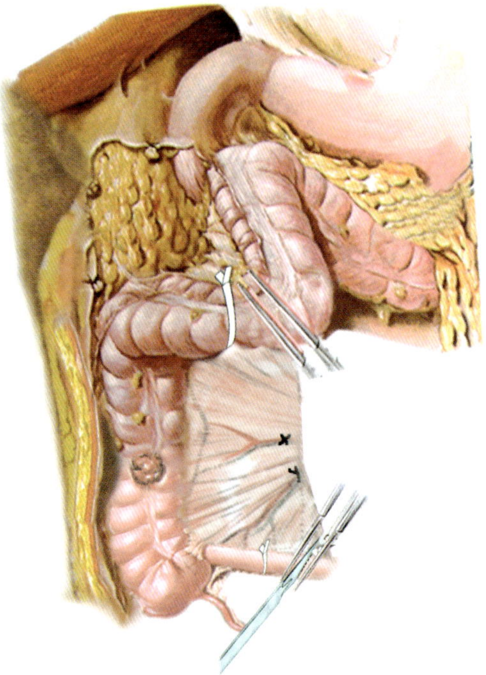

图 5-15 切断横结肠及回肠末端

【结肠回肠端端吻合】

将两肠钳靠拢，行回肠、横结肠吻合术。首先行全层间断内翻缝合，再行间断浆肌层缝合，并用大网膜覆盖吻合口。如果回肠肠腔小，也可做端侧吻合。即先用丝线作横结肠断端的全层连续缝合，两角部做半荷包埋入，再行浆肌层缝合闭锁横结肠断端，最后行端侧吻合。

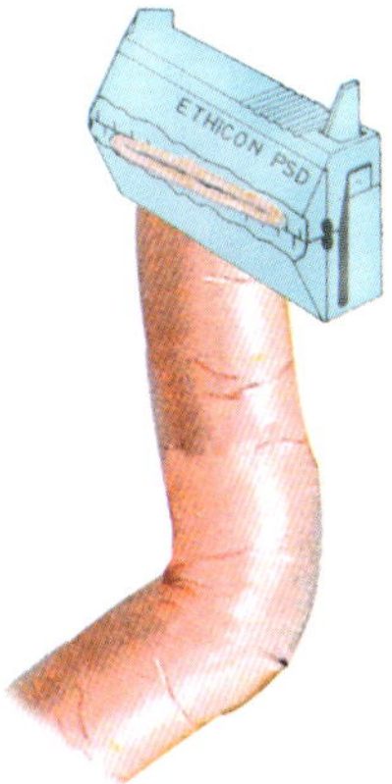

步骤一：

在空肠断端加上荷包缝合器，进行荷包缝合。对吻合部位的肠段肠系膜进行处理，处理的长度可根据所使用吻合器的大小决定。（图5-16）

图5-16　荷包缝合器缝合回肠残端

步骤二：

将圆形吻合器的钉砧头插入回肠肠腔内，然后再用砧头轴的底部将荷包线牢固地打结。如果有多余的组织则应切除（图5-17）。

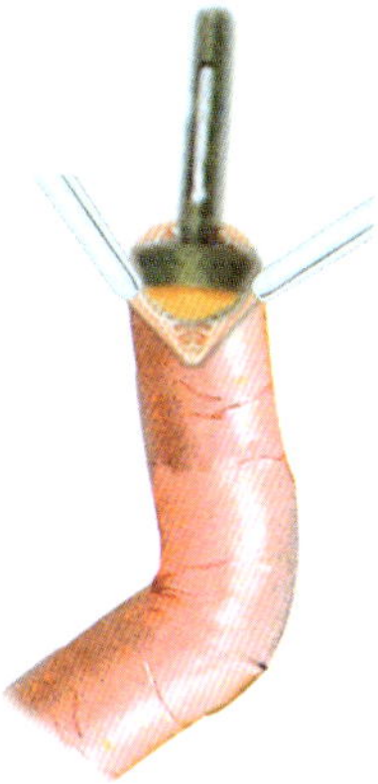

图5-17　钉砧头置入空肠

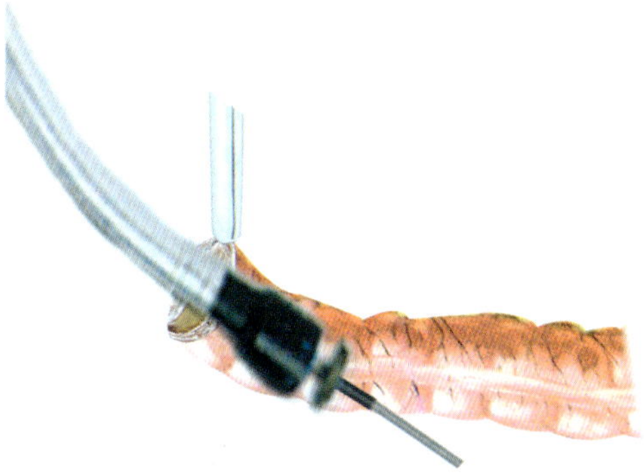

图5-18　弯管形吻合器置入横结肠残端

步骤三：

将弯管形吻合器的器身插入结肠内，用内置穿刺器贯穿肠管壁。贯穿部位若位于结肠带，则可使肠壁的损伤减少。将穿刺器充分伸出，直至看到桔红色打结区为止（图5-18）。

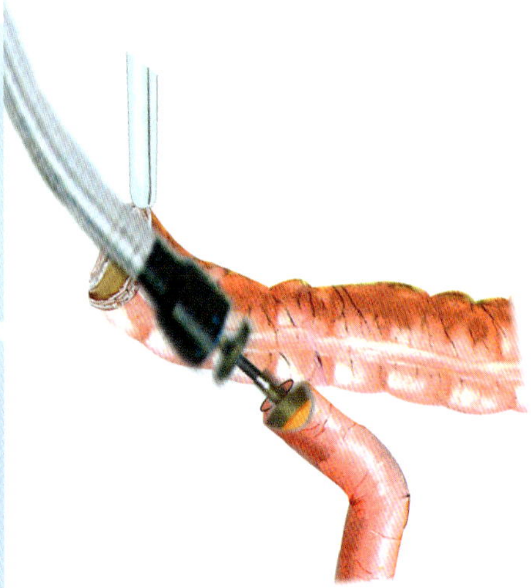

图 5-19 弯管吻合器置入横结肠残端

步骤四：

将砧头轴套到穿刺器上使之对合为一体，这时应注意不要握住锁片簧（对合后防止钉砧头脱落的弹簧），否则难以对合。确认完全对合后，关闭器械，进行击发。这时，为避免夹住多余组织，可用手指拉开结肠壁。吻合后，从器身中取出 2 个“玫瑰花瓣”状组织，检查组织是否均被全层切断，并确认没有将荷包线切断。另外，还要确认吻合部的止血情况（图 5-19，图 5-21）。

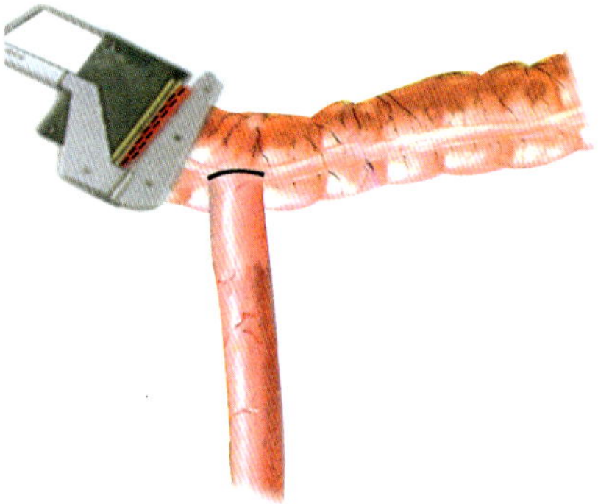

图 5-20 直线形缝合器闭合结肠残端

步骤五：

用直线形缝合器闭合结肠残端，沿器械咬合部边缘切除多余组织。(图 5-20)

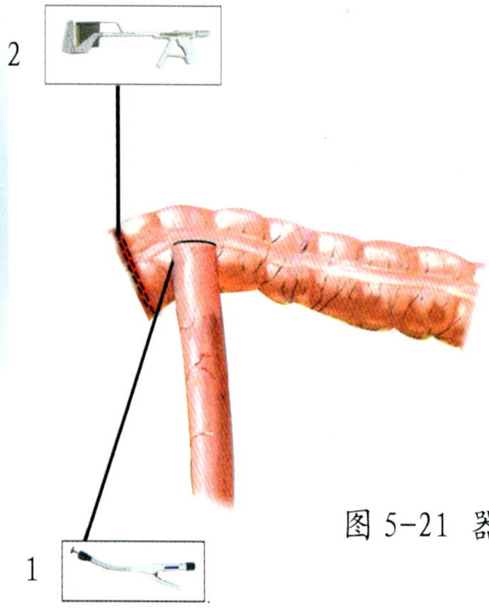

(1) 弯管形吻合器
(2) 直线形缝合器

图 5-21 器械吻合示意图

第四节　清扫性左半结肠切除术

【适应症】

乙状结肠、降结肠及结肠脾曲的肿瘤。

【麻醉及体位】

硬脊膜外麻醉或气管插管全身麻醉。取仰卧位。

【手术操作步骤】

1. 切口

左下腹旁正中切口或经腹直肌切口（图5-22）。

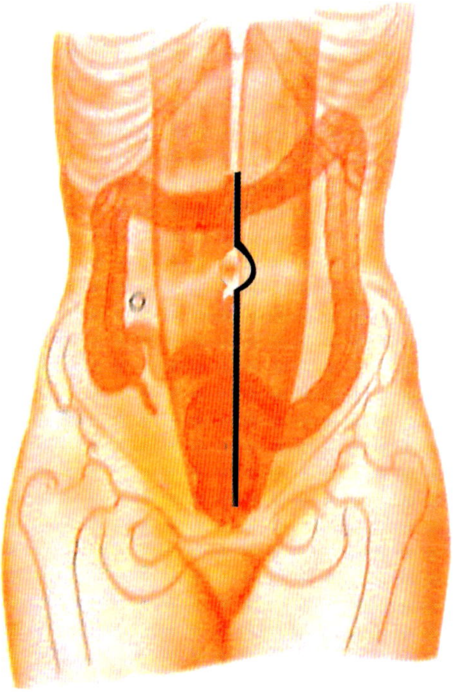

图5-22　左半结肠切除术切口

2. 切除范围

切除范围应着重考虑淋巴引流区域。左半结肠肿瘤的淋巴引流至肠系膜下动脉周围淋巴结，再注入腹主动脉淋巴结。故应切除包括肠系膜下动脉所属区域及腹主动脉旁和髂总动脉处的淋巴结，再进行横结肠与乙状结肠下端或直肠上端吻合。

3. 探查

首先探查肝脏，其次探查盆腔、腹主动脉旁和横结肠系膜有无转移灶和肿大之淋巴结，结肠和直肠有无多发癌的病灶。癌瘤的局部探查，应注意所属系膜淋巴结有无肿大，肠壁浆膜是否被浸透，周围脏器有无累及，估计是否适合清扫性切除。

4. 结扎、切断肠系膜血管

为癌肿病人行左半结肠切除术时，首先，处理的是血管。钳夹、切断、结扎中结肠动脉左支及伴行静脉，于根部切断、结扎左结肠动、静脉及乙状结肠动、静脉 1～2 支。

5. 游离左半结肠

将小肠推向右侧腹，用大网膜及盐水纱布包裹，助手将降结肠及乙状结肠拉向内侧，沿降结肠旁沟剪开侧腹膜，上自脾曲，下至直肠、乙状结肠交界处（图 5-23、5-24）。

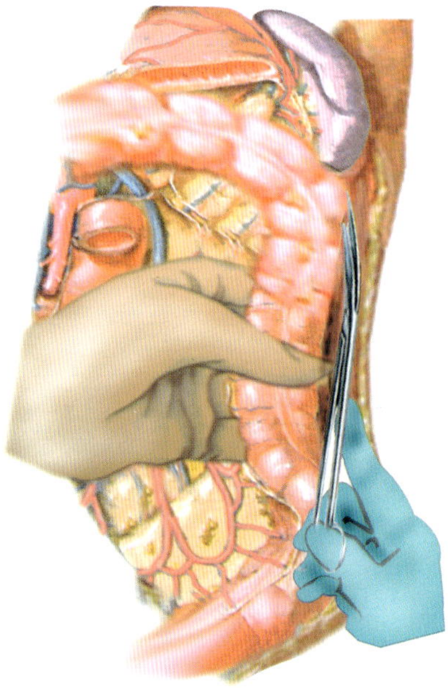

图 5-23　剪开乙状结肠及降结肠外侧腹膜

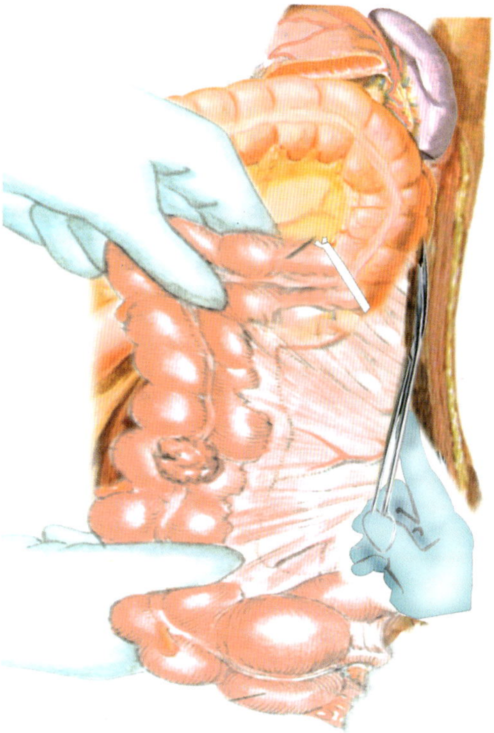

图 5-24 游离左侧结肠

6. 结扎肿瘤上、下肠管

用纱布条在距肿瘤上下各 5～10cm 处结扎肠管，以防术中脱落的癌细胞向上下肠腔内扩散。

7. 游离结肠脾曲

在胃网膜左动、静脉下方沿胃大弯切断左 1/3 胃结肠韧带达脾曲处，将已经游离的横结肠左段及降结肠上段用左手握住并向下方牵拉，显露脾结肠韧带，予以钳夹、切断、结扎。（图 5-25）

8. 处理肠系膜下血管，清扫主动脉旁淋巴结

剪开十二指肠悬韧带，显露十二指肠空肠曲，在其下方剪开后腹膜，切断肠系膜下静脉，切开腹主动脉前

疏松的脂肪组织，从左肾静脉的下方开始，向下锐性分离主动脉前及左侧的淋巴结，做整块切除。

9．结扎、切断肠系膜下动脉，清扫周围淋巴结

沿腹主动脉前缘继续分离，结扎、切断肠系膜下动脉，近端再缝扎一次。向主动脉左侧仔细分离，清除左侧淋巴组织（图5-26、5-27）。

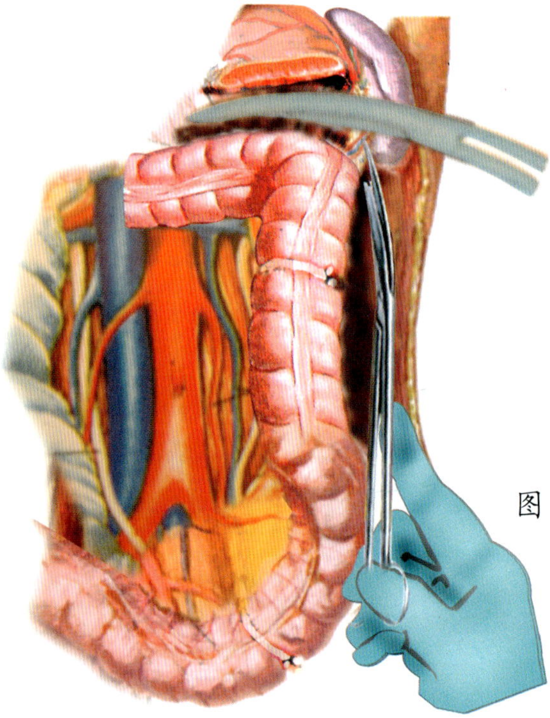

图 5-25　游离结肠脾区松动横结肠

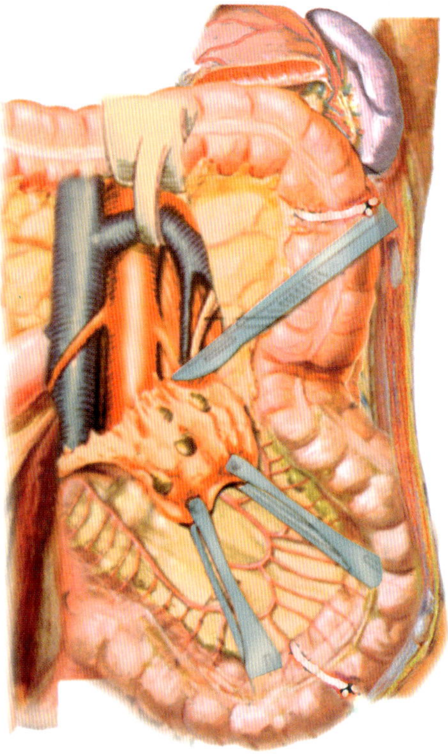

图 5-26　清除腹主动脉前及左侧淋巴结

10.清扫左侧髂总动脉周围淋巴结

沿腹主动脉继续向下分离，显露主动脉分叉处，游离左髂总动脉及其分支，输尿管仍保持原位。若精索内（卵巢）静脉有出血，可以结扎、切断。切除左髂总动脉周围的淋巴结和脂肪组织，在相当左髂内动脉起点处结扎、切断直肠上动脉及乙状结肠系膜。

11. 切除左半结肠

于乙状结肠与直肠交界处的上方，横结肠中、左1/3交界处，分别置两把肠钳，在预定切断线将肠管分别切断（图5-28）。

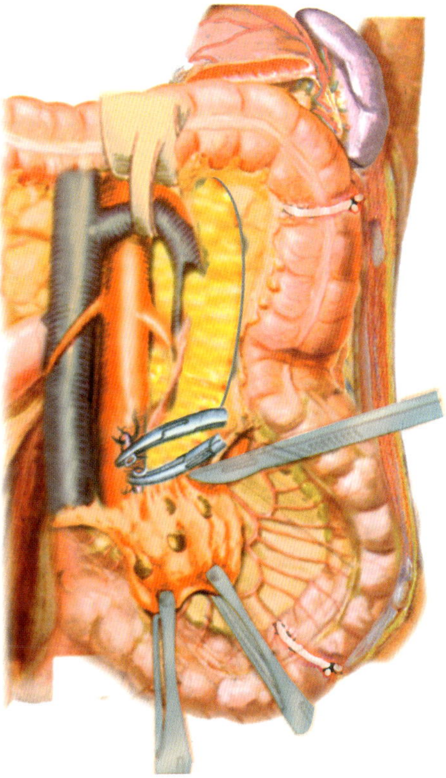

图 5-27　切断、结扎肠系膜下动脉

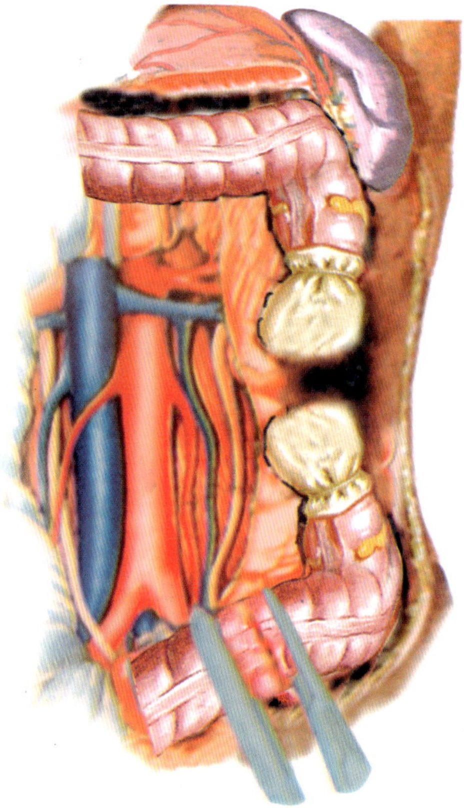

图 5-28　切断横结肠及乙状结肠下端

12. 重建肠道

注意两端吻合部位的供血情况，如终末动脉搏动状况和肠壁颜色，要特别注意结肠壁的结构，吻合时注意不要使横结肠沿纵轴扭转，吻合口需无张力（图 5-29、5-30）。

【器械吻合法】

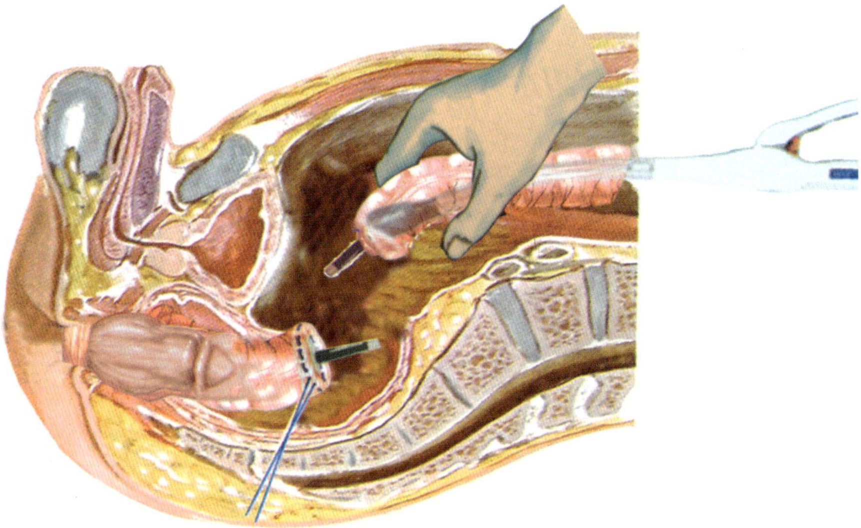

图 5-29　钉砧头置入结肠远端，圆形吻合器置入结肠近端

步骤一：

在拟定吻合的降结肠和乙状结肠两断端用荷包缝合器进行荷包缝合，切除多余组织，处理吻合部肠段的肠系膜。之后，在降结肠上作一切口以便置入吻合器。

在乙状结肠的肠管处插入钉砧头，然后在钉砧头轴的底部将荷包线牢固地打结。从降结肠肠管的切口处插入圆形吻合器，尽量使内置穿刺器完全伸出，并在桔红色打结区将荷包线拉紧打结。二侧的荷包缝合部位若有多余组织应予切除。然后将砧头轴套在穿刺器的中心杆上，使两者合为一体。

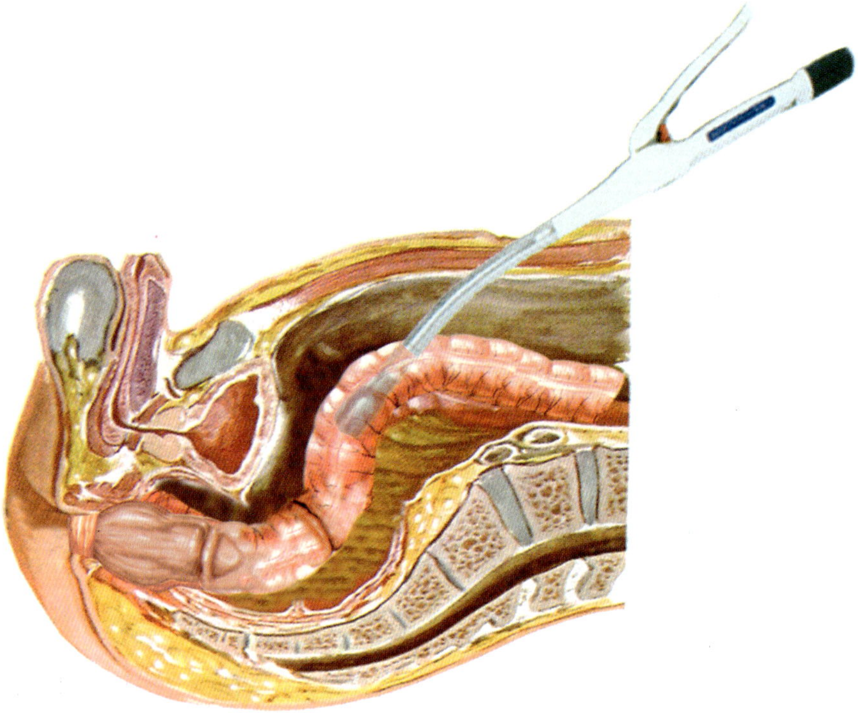

图 5-30 横结肠与乙状结肠下端吻合

步骤二：

一边关闭器械，一边注意不要使肠管扭曲和没有多余的组织夹在器械中，在确认间隙适当后，便可击发。关闭器械时，将吻合器拧紧到最大限度。击发后，打开吻合器，将其退出。可从切口处检查吻合口的止血情况。吻合操作完毕后，从器身中取出 2 个“玫瑰花瓣”状的组织，检查组织的四周是否均被全层切断，并确认没有将荷包线切断。

用直线形缝合器关闭圆形吻合器的插入口。

第六章 直肠癌

第一节 直肠癌外科治疗进展

一、直肠癌外科治疗简史

1908年，Miles开创了直肠癌手术的新纪元。他认为直肠癌存在一个“上行扩散区域”，采用经腹会阴联合手术（APR，Miles术式），切除全部盆腔内直肠及其系膜和淋巴结组织，包括在会阴部广泛切除，虽然需在腹壁建立一个永久性人工肛门，但减少癌组织通过淋巴干向上扩散的可能，显著降低了复发率。这种手术方式迅速被接受并认为适用于从直肠上段至肛门任何部位的肿瘤，从而成为直肠癌根治的典范手术。然而随着肿瘤治疗手段的发展和5年存活率的提高，病人对生存质量的要求也提高了，从而促进了对保留肛门括约肌技术（SST）的研究。

保留肛门括约肌技术的尝试始于100多年前，先驱者有Lisfrane，Verneuil，Witzel，Kocher，Kraske，Hochonegg等。当时，直肠癌通常只作局部切除，多采用经会阴的手术入路，术后留下一个骶尾部肛门，复发率高达90%以上。

近几十年来，随着对直肠肿瘤病理知识了解的增加，通过对各种SST的重新认识和与APR疗效的对比，以及技术设备的改进，使SST的研究和应用更为广泛。特别是1909年Dixon的直肠前切除术，1975年Tain对EEA吻合器的改进，Bacon的拉出式直肠切除术，Localio的直肠经腹骶联合切除术，Macon的直肠经腹部和括约肌切除术，Parks的肛门内结肠肛管吻合术，都对SST的发展起了很大的推动作用。

目前，临床上使用的**SST**有6种：（1）低位前方切除术（LAR）；（2）拉出式直肠切除术；（3）经腹骶直肠切除术；（4）肛门内结肠肛管吻合术；（5）肛门外结肠直肠吻合术；（6）经括约肌入路直肠切除术。所有这些手术都包括对肿瘤上方和侧方淋巴扩散区域的清扫。必须首先切除肿瘤近端（大约10cm）、远端（至少2cm以上）和侧方的韧带和组织，充分游离降结肠，使结肠在无张力、血循环良好的情况下与直肠和肛管吻合。根据情况，直肠向下分离可达肛提肌平面或齿状线上3cm处，甚至可游离全部直肠，在齿状线平面进行吻合（表6-1）。

1. 直肠前方切除术

第一例LAR（直肠低位前方切除术）可能由Harrison Cripps在1897年施行。Balfour描述了一例直、乙状结肠切除后用橡皮管支撑的肠端端吻合手术，但真正推广使用LAR的是Dixon。从此，LAR迅速得到广泛使用，因为该手术不但保留了肛门括约肌，而且清除了肿瘤向上扩散的区域。LAR可以手缝或者用EEA吻合器进行，这样可以大大缩短手术时间。吻合可以经腹部进行，也可以经腹会阴进行。如果吻合口上下端管腔差异较大，而近侧结肠肠袢较长时，则可以采用近侧对远侧吻合。如果辅助放疗，LAR术后复发率和生存率与APR相似，并可获得良好的控便能力。

2. 拉出式直肠切除术

1888年Hochenegg首创此种手术，

表 6-1 直肠癌根治手术的历史沿革

术式	年代	术式	年代
直肠切除术，不保留肛门括约肌		Dixon	1909 年
(amputation recti, exstirpatio recti)		(Hartmann，直肠断端闭锁，腹部人工肛门)	1909 年
1. 经会阴部手术		1. 骶骨式	
(1) 骶骨式		Kraske	1885 年
Kraske	1885 年	Hochenegg	1902 年
Hochenegg	1888 年	Goetze	1944 年
Goetze	1931 年	2. 腹骶骨式	
(2) 经阴道式		Finsterer	1941 年
Rehn-Gersuny	1894 年	Goetze	1944 年
(3) 会阴式		Localio	1971 年
Lisfranc	1826 年	3. 腹、肛门式	
2. 联合手术		(1) 拉出术，不缝合自然愈合法	
(1) 腹骶骨式		Babcock	1939 年
Konig	1883 年	Waugh	1954 年
Quence	1897 年	Bacon	1945 年
Hochenegg	1888 年	Trunbull-cuthberton	1961 年
(2) 骶骨腹式		Cutait-Figlioni	1961 年
Bauer	1940 年	阵内之助	1961 年
(3) 腹会阴式		(2) 肛门外吻合	
Gaudier	1896 年	Gerkow-kummel	1899 年
Miles	1908 年	Maunsell	1892 年
(4) 会阴腹式		Weir	1901 年
Gabriel	1910 年	Black	1948 年
直肠切除术，保留肛门括约肌		Welch	1952 年
(resectio recti)		(3) 肛管内吻合	
1. 腹式（前方切除）		Parks	1972 年
Dieffenbach	1845 年		
Schloffer	1903 年		

之后Bacon进行了705例拉出式直肠切除术，手术死亡率4%，5年、10年、15年生存率分别为55.8%、40%、35%，局部复发率19%，多数病人能控制大便。但有其他报告此手术效果欠佳。Trunbull报告只有26.5%的病人有正常排便功能，41%的病人需要灌肠，33%不能控制排便。

拉出式直肠切除术最初只用于中段直肠癌，因为当时在技术上尚未解决直肠中段癌切除后的吻合问题。此术式最主要的优点不需作永久性结肠造口，当EEA吻合器操作失败而手缝又难以进行时可改用此术式。

3. 直肠经腹骶联合切除术

直肠经腹骶联合切除术（ASR），基本是由Kraske经尾骨直肠切除术衍化而来，虽然可用于低至肛提肌平面的直肠癌，但主要适于中段直肠癌。Localio报告了175例直肠癌行ASR术式者，肿瘤下缘距肛缘5.5～11cm，与APR和Dixon手术相比，5年生存率相似。盆腔内肿瘤复发率15%，吻合口瘘率10%；所有病人都恢复了括约肌功能，能控制排便和排气，但在术后6～12周内多需使用粪袋。

4. 肛管内结肠肛管吻合术

肛管内结肠肛管吻合术（Parks手术），是由Ravitch首先提出应用的。在1966年Parks将此术式用于下段直肠癌的治疗，最初报告的76例中，5年存活率与APR相似，盆腔复发率7.9%，具有正常控便能力者达55.7%，轻度不适者43%。

5. 肛管外结肠直肠吻合

又名重积法。这种SST是由Castrini和Hautefeuille首先报告的。适用于肿瘤下缘距齿状线只有3cm时。他们认为，经括约肌入路并不能增加手术野的显露，且对外括约肌有不同程度的损伤。而这种方法在不用扩肛器的情况下，能充分显露齿状线并可在肛外精细地进行结肠直肠的吻合。虽然切除了内括约肌，但患者在关闭结肠造口后都恢复了满意的排便功能，只是远期疗效还有待于观察。

6. 经腹部和括约肌直肠切除术

为避免拉出式直肠切除后出现的

拉出肠段坏死，Mason 于 1970 年首先提出，在治疗下段直肠癌时对括约肌进行分离。方法是患者先取仰卧位，游离左结肠和直肠达盆底，结肠造口，关腹，改 Jackknife 位（头低臀高俯卧位），在后正中线一侧的两个定位缝线之间仔细分离并切断外括约肌、耻骨直肠和部分肛提肌，但要避免损伤内括约肌。然后经肛旁切口完成结肠直肠（或肛管）吻合。缝合切断的肛提肌和外括约肌，重建外括约肌环。Mason 报告了 30 例手术效果，盆腔感染率为 18%，局部复发率 6.7%，存活 27 例都有正常的排便能力。

二、直肠癌外科治疗成绩

直肠癌手术后 5 年生存率在 40%～50% 左右。近年来由于手术方式的改进，以及放射辅助治疗水平的不断提高，其手术后 5 年生存率在以往疗效的基础上又提高 5%～10%。早期直肠癌手术后 5 年生存率达 90% 以上；如果癌灶已达肠壁内，其 5 年生存率降至 70%～85% 左右；癌灶侵出肠壁并有淋巴结转移者，术后 5 年生存率仅达 6%～35% 左右，但术后辅以化疗或放疗则 5 年生存率有明显提高。

肿瘤发生部位与预后也有一定关系。Sieisenger 报告，在整个结肠中，升结肠癌预后最好，右半结肠癌术后 5 年生存率约 72.9%，左半结肠为 68.7%，直肠癌为 38%。中国医科院肿瘤研究所报道 228 例直肠癌前切除 EEA 器械吻合术，无淋巴结转移的 5 年、10 年生存率分别为 76%、71%；有淋巴结转移的 5 年、10 年生存率分别为 28% 和 25%。上海肿瘤医院 1061 例直肠癌术后 5 年、10 年生存率分别为 47.21% 和 40.28%。

第二节 应用解剖

一、直肠、肛管的形态和分部

1.直肠

下起自齿状线，上至第3骶椎上缘平面与乙状结肠相接，长约12～15cm。直肠沿骶骨、尾骨向下行，与肛管形成90°角的弧度（图6-1）。直肠上下两端均狭窄，中间膨大，称为直肠壶腹部。直肠上2/3的前面和上1/3的两侧有腹膜覆盖。日本直肠癌研究会把腹膜反褶以下至肛管上缘段称为直肠下

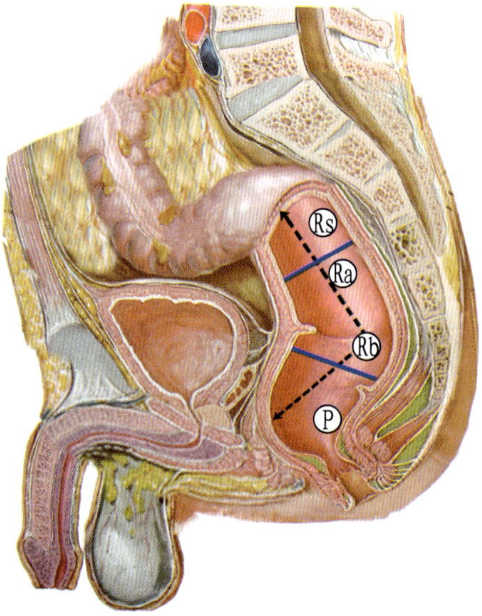

图6-1 直肠的弯曲度及直肠分段

段（Rb），长约4～6cm；腹膜反褶以上段（Ra），长约3～5cm；从第2骶肌下缘至骶岬称为直肠乙状结肠段（Rs），长约3～4cm；肛管为P段。我国和欧美国家把直肠也分为三段，肛管3.5 cm；肛缘上3.5～8cm为直肠下段；8～12 cm称为直肠中段；12～16 cm称为直肠上段。

直肠分段对手术方法的选择有重要意义。在男性，腹膜向前反折至膀胱、前列腺、精囊、输精管壶腹部和输尿管的盆腔部相连（图6-2）。在女性，腹膜向前反折到子宫和阴道上端，形成子宫直肠陷凹（图6-3）。

在盆腔腹膜反褶的上方，直肠壁由浆膜、肌层、黏膜下层及黏膜构成。肌层分为外纵行层和内环行层。黏膜下层为疏松结缔组织，其中有血管、淋巴管和神经。黏膜层较厚，表面光滑。直肠内有三个横行的半月状皱襞突向肠腔，称为直肠横皱襞，由黏膜、黏膜下层和少许环行肌组成，中间的一个相当于腹膜反折处，为解剖上的标记。腹膜反折部以下直肠无浆膜层（图6-4）。

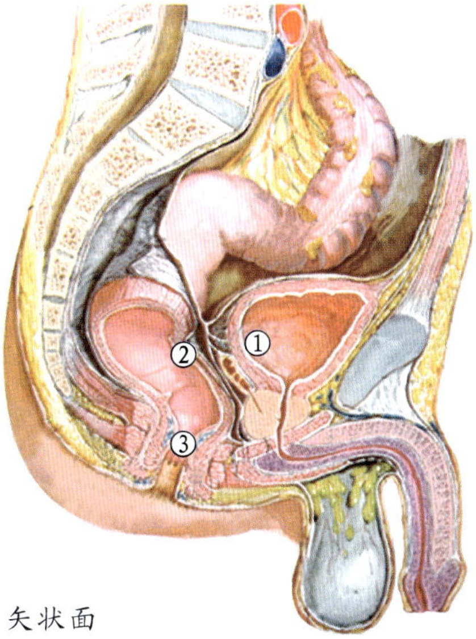

矢状面

(1) 膀胱　(2) 膀胱直肠陷凹　(3) 直肠

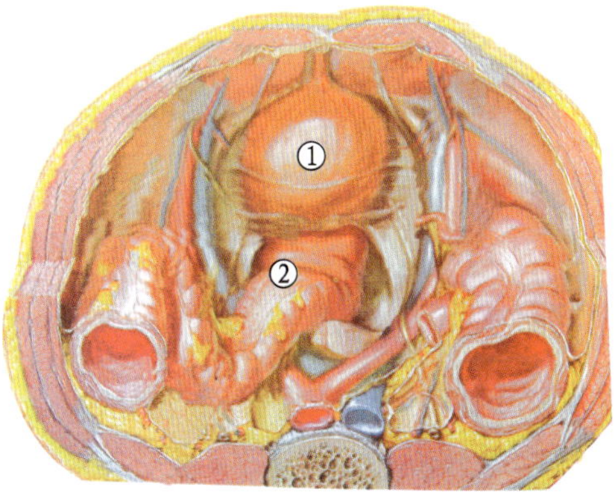

横断面

(1) 膀胱　(2) 直肠

图6-2 男性盆腔组织结构

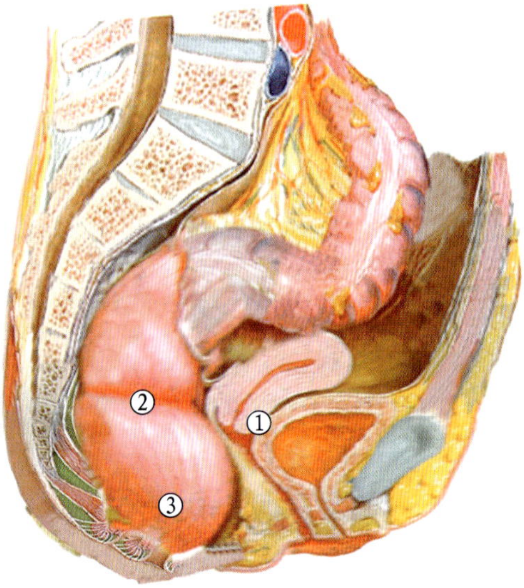

女性盆腔矢断面

(1) 子宫　(2) 子宫直肠陷凹　(3) 直肠

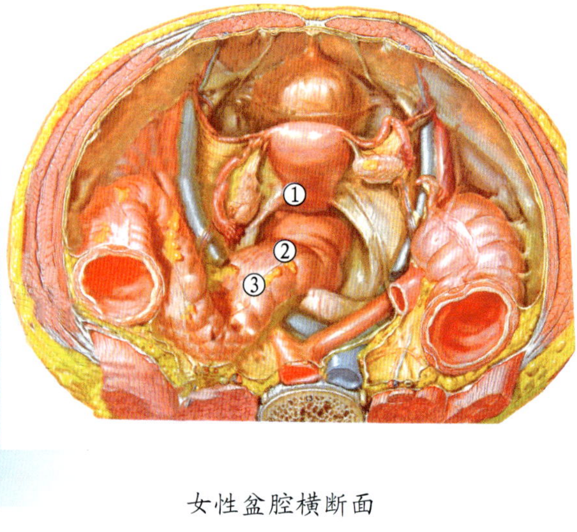

(1) 膀胱　(2) 子宫　(3) 直肠

女性盆腔横断面

图 6-3　女性盆腔组织结构

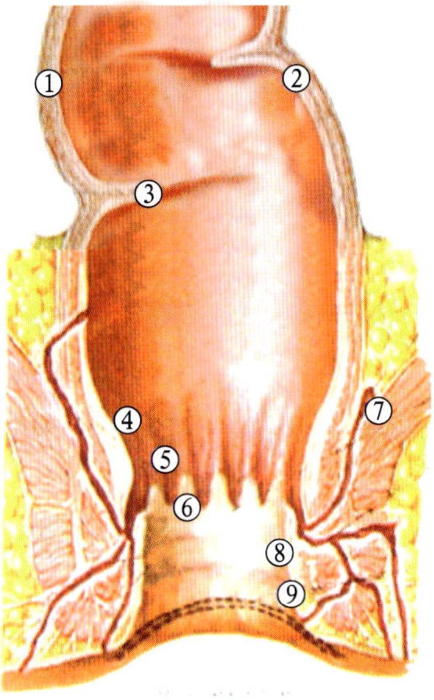

图 6-4　直肠肛管内部结构（冠状切面）

2. 肛管、齿状线

由肛门口至直肠称为肛管，为鳞状上皮细胞覆盖。上端与直肠粘膜相接处呈锯齿状，称为齿状线或肛直肠线。直肠粘膜在齿状线以上集合成6～8个纵行皱襞，称为肛柱，肛柱远端之间有肛瓣和肛窦，此处易发生感染。（图6-4）

3. 肛管直肠肌肉

(1) 肛门内括约肌

由直肠内环肌在直肠下端增厚而成。位于肌间线向上1～2cm处，由植物神经系统支配，仅有协助排便的作用，并无括约肌的功能（图6-5）。

(2) 肛门外括约肌

外括约肌的肌纤维可分为深、浅和皮下部三组。皮下部位于肛门周围皮下，在后方与浅部肌纤维合并，在前方与球海绵体肌或阴道括约肌连接而止于会阴体。浅部肌纤维起自尾肌，分左、右两组绕过肛门，在前方于会阴体处会合。深部肌纤维位于浅部的上方，呈环形，在后方与肛提肌的耻骨直肠肌纤维合并止于尾骨，在

(1) 球海绵体肌
(2) 会阴中心腱
(3) 尿生殖膈下筋膜
(4) 肛门
(5) 肛门外括约肌
(6) 肛提肌

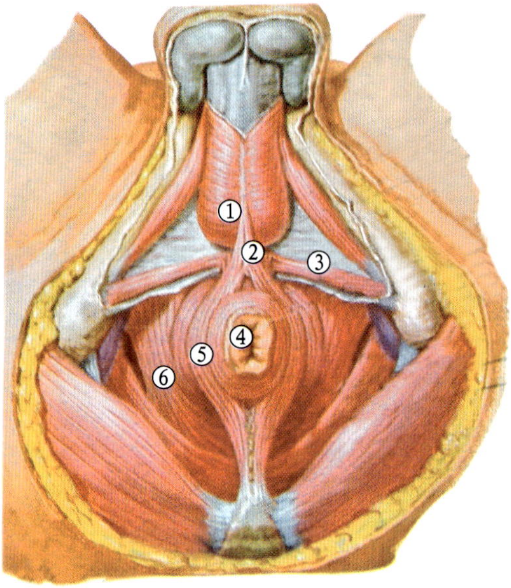

图 6-5 男性盆底肌

(1) 尿道外口
(2) 阴道口
(3) 尿生殖膈下筋膜
(4) 会阴中心腱
(5) 肛门外括约肌
(6) 肛提肌

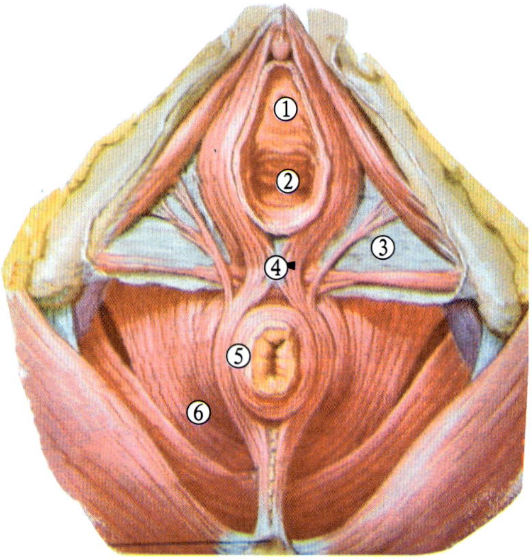

图 6-6 女性盆底肌

前方肌纤维交叉走行附着于对侧坐骨结节。目前认为，肛门处括约肌组成三个肌环。其中，深部为上环，收缩时使肛门向前上提举；浅部为中环，收缩时肛门向后牵拉。皮下部为下环，收缩时肛门向前下牵拉。在上述三环中，上环最为重要，如将其切断，可引起肛门失禁。肛门外括约肌深部及浅部围绕直肠纵行肌和肛门内括约肌，加上肛提肌的耻骨直肠肌，共同环绕肛管和直肠连接部，形成一个肌性环，称为肛管直肠环（图6-5）。

(3) 肛提肌

由耻骨直肠肌、耻骨尾骨肌和髂骨尾骨肌三部分组成。耻骨直肠起自耻骨，向两侧分开绕肛管在其后方与内、外括约肌会合，呈“U”形，对肛门的收缩有重要的作用。耻骨尾骨肌和髂骨尾肌起自耻骨和盆膈的腱弓上，绕肛管与侧部分会合，止于骶骨和尾骨上（图6-6）。

(4) 盆筋膜

在盆壁肛肉的表面，衬托着一层筋膜，称盆壁筋膜。在骶骨前部分增厚的筋膜叫骶前筋膜。直肠后面连同脂肪组织、血管、淋巴管等为盆腔筋膜（也称直肠固有筋膜）所包裹。在壁层与脏层筋膜之间为疏松结缔组织，手术时可沿此间隙钝性分离至肛提肌平面。骶前筋膜深面有骶前静脉丛，手术时应注意勿将骶前筋膜自骶骨前剥离，以免损伤骶前静脉丛，发生难以控制的出血。

在腹膜反折以下的直肠前面也有一层盆脏筋膜覆盖，称为直肠生殖膈，亦称Denonvillier筋膜。此筋膜起自盆腔腹膜反折底部，下与直肠尿道肌相接，两侧与直肠侧韧带前面相连，将直肠与前列腺、精囊、输精管（或阴道）隔开。直肠生殖膈分前、后两层，前层与精囊及前列腺相贴（或阴道后壁），易于分离；后层则紧附于直肠前壁，故手术剥离时应在筋膜前面或两层之间进行。

直肠侧韧带在腹膜外，肛提肌之上，盆腔直肠与两侧盆壁筋膜之间各有一条致密的纤维结缔筋膜组织，称为直肠侧韧带，其中有直肠中动脉、中静脉和淋巴结。在直肠侧韧带的上方，盆腔侧壁有骨盆神经丛。手术时，应注意防止出血及损伤骨盆神经丛。

二、直肠、肛管的血运

直肠与肛管的血液，由直肠上动脉、直肠中动脉、直肠下动脉和骶正中动脉所供应（图6-7）。其中直肠上动脉和骶正中动脉各为一支，而直肠中、下动脉是在直肠两侧对称排列。上述各动脉之间具有丰富的吻合支。

直肠上动脉为供应直肠血液的主要支，它是肠系膜下动脉的终支。经乙状结肠系膜两层之间下行，至第三骶椎高度，在直肠后面分为左右两支，沿直肠两侧向下，分出数支，穿肌层至粘膜下层，进入直肠柱达齿状线。肛诊时，可在肛管的上方触及分支的动脉搏动。

直肠中动脉为髂内动脉的分支，位于直肠侧韧带内，由两侧进入直肠，其血液供应直肠下部。此动脉粗细不定，约有10%的直肠中动脉直径较粗，手术中切断侧韧带时，应仔细结扎。

直肠下动脉为阴部内动脉的分支，经坐骨肛门窝，分布于肛门内、外括约肌及肛管的末端。

骶正中动脉由腹主动脉分叉处的后上方发出，紧贴骶骨下行分支到直肠后壁。骶正中动脉甚小，分支有时不定，但紧贴骶骨位置比较固定，术中亦要仔细结扎。

综上所述，直肠癌低前切除时虽然供血动脉均被切断，但肛提肌以上的直肠保留段一般仍有充分的血液供应。

直肠、肛管的静脉与动脉的走行相似，彼此吻合，形成两个静脉丛。

直肠上静脉丛，在齿状线的上方粘膜下层内，经直肠上静脉、肠系膜下静脉入门静脉。

直肠下静脉丛，在齿状线下方肛管周围，经直肠中、下静脉分别汇入髂内静脉和阴部内静脉。

直肠上、下静脉丛流入两个不同的静脉系统，但在齿状线有较多的吻合支，成为两个不同静脉系统的重要侧循环。由于直肠静脉斜行穿过直肠壁，无静脉瓣，再加上粪团的压迫、腹内压力增高等原因，容易扩张、曲张形成痔。直肠上静脉丛曲张为内痔，直肠下静丛曲张位于齿状线下方被肛管皮肤所覆盖称为外痔。

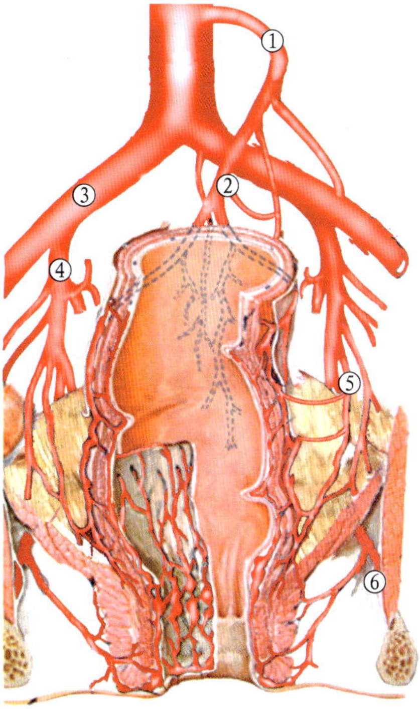

(1) 肠系膜下动脉
(2) 直肠上动脉
(3) 髂总动脉
(4) 髂内动脉
(5) 直肠中动脉
(6) 直肠下动脉

图6-7 直肠供血

三、直肠、肛管的淋巴分布

直肠与肛管的淋巴，以齿状线为界，分为上、下两组。

上组，在齿状线的上方，包括直肠粘膜下层、肌层、浆膜下、肠壁外淋巴网。淋巴液经壁外淋巴网流向三个重要方向。上方，经直肠后淋巴结、乙状结肠系膜根部淋巴结，再沿直肠上血管、肠系膜下血管，最后到达腹主动脉前肠系膜根部淋巴结；侧方，沿直肠中、下血管至直肠韧带内淋巴结，入肛提肌上淋巴结；经闭孔淋巴结，最后至髂内淋巴结。下方，沿直肠下血管、阴部内血管，经坐骨肛门窝，穿过肛提肌至髂内淋巴结。

上部直肠癌，以向上方转移为主，所以在手术治疗时，有保留肛门括约肌的可能。下部直肠癌，除向上方转移外，可因直肠上血管旁淋巴结被转移癌所阻塞向侧方或下方转移。故直肠癌行根治手术时，应从上方、下方、侧方清除淋巴结，构成一个立体的淋巴结清扫系统。

下组，在齿状线的下方，包括肛管、肛门外括约肌周围、肛门皮下的淋巴结，经会阴汇入腹股沟淋巴结。行肛管和肛门周围皮肤恶性肿瘤根治时，须清扫下组淋巴结。

上、下两组淋巴结网经吻合支相互交通，因此，直肠癌偶尔会出现腹股沟淋巴结转移。

四、直肠、肛管的神经支配

直肠和肛管的神经，同样以齿状线为界。齿状线以上为植物神经支配，该部交感神经来自肠系膜下丛，副交感神经来自第二、三、四骶神经，无痛觉。所以，直肠的肿瘤或溃疡早期无疼痛感，临床发现常较晚。

齿状线以下受脊神经的阴部神经支配。该神经起自阴部神经丛，经坐骨肛门窝分配到肛提肌、肛门外括约肌、肛管、肛门周围皮肤。肛管及肛门部神经丰富，感觉灵敏，故术中、术后镇痛要充分（图6-8）。

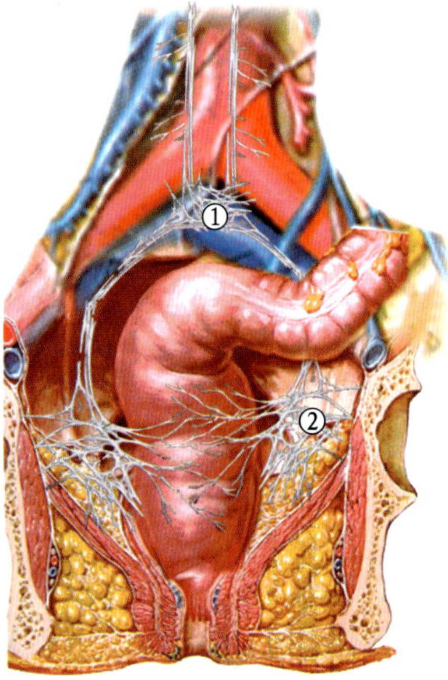

(1) 骨盆神经丛
(2) 骶前神经丛

图 6-8 直肠神经支配

第三节　直肠癌的术式选择和清扫原则

一、直肠癌的术式选择

直肠癌的手术方法较多，一般认为上段直肠癌（瘤缘距肛缘12～16cm）行前方切除术；下段直肠癌（瘤缘距肛缘3.5～7.5cm）作经腹会阴切除（Miles）（图6-9）；中段直肠癌（瘤缘距肛缘7.5～12cm）在保证能足够切除的前提下，一般也可采用保肛手术治疗，如低位前方切除术、拉出术、经腹骶切除术等。

保肛手术适应症：①肿瘤缘距肛缘至少不低于5～6cm，以保证远切缘不少于3cm。②乳头状腺癌或分化Ⅰ～Ⅱ级腺癌。③直肠周围软组织无明显癌浸润。

还有一种是会阴部肛门再造术，即在Miles手术的前提下，行肛门括约肌再造术，如股薄肌肛门成形术、臀大肌肛门成形术及结肠套叠式人工肛门等。

日本国立癌中心直肠癌术式选择如表6-4。

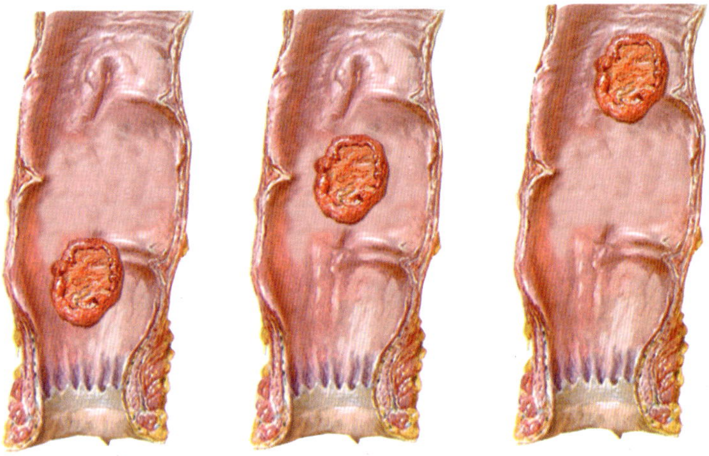

4～5cm　　5～7cm　　7～8cm

(1) 贯通法　　(1) 低位前方切除（EEA）低位前方切除
(2) 重积法　　(2) 腹骶法
(3) 腹骶法　　(3) 贯通法

图 6-9 直肠下段癌手术方式的选择

表 6－4　按瘤缘与肛缘距离划分直肠癌术式的选择

瘤缘与肛缘距离	浅表型（早期癌）	隆起型（1 型）	溃疡型（1、2 型）	全周性
15～10cm	前方切除术 低位前方切除术	低位前方切除术	低位前方切除术	低位前方切除术
10～9cm	低位前方切除术	低位前方切除术	低位前方切除术 经骶骨吻合术	低位前方切除术 Miles 手术
8～7cm	低位前方切除术 重积法吻合术 去骶尾骨吻合术	低位前方切除术 去骶尾骨吻合术 经肛门结肠肛管吻合术	低位前方切除术 去骶尾骨吻合术 经肛门结肠肛管吻合术	Miles 手术
6～5cm	低位前方切除术 重积法吻合术 去骶尾骨吻合术	经肛门结肠肛管吻合 Miles 手术	经肛门结肠肛管吻合 Miles 手术	Miles 手术
4～5cm	经肛门结肠肛管吻合 Miles 手术	Miles 手术	Miles 手术	Miles 手术

二、直肠癌清扫原则

在行直肠癌清扫手术时，手术野的充分显露十分重要，所以切口应有足够长度。直肠癌的盆底清扫要求彻底、完整。为此，自肠系膜下动脉以下显露腹主动脉及下腔静脉、髂总动脉及静脉、髂内动脉及静脉，整块切除周围的脂肪及其淋巴结。切断骶骨正中动脉，将骶前脂肪组织及淋巴结清扫干净。显露骶前静脉丛，并保护其免于破裂出血。顺髂内动脉清扫两侧盆壁，切断、结扎臀上动脉及臀下动脉分支。显露直肠中动脉及下动脉、膀胱上动脉及闭孔神经，将动脉周围的脂肪组织及直肠侧韧带中的淋巴结彻底清扫，直达肛提肌平面。此时，261组淋巴结（中直肠淋巴结）、262组淋巴结（直肠中动脉根部淋巴结）、271组淋巴结（下直肠淋巴结），272组淋巴结（髂内淋巴结）、273组淋巴结（髂总淋巴结）、282组淋巴结（闭孔淋巴结）、293组淋巴结（髂外淋巴结）、260组淋巴结（髂外侧淋巴结）、270组淋巴结（髂正中淋巴结）、280组淋巴结（主动脉分支淋巴结）、216组淋巴结（主动脉旁淋巴结）都可得到彻底干净的清除（图6-10）。

保留肛门括约肌手术应遵循以下三原则：

1．务必在骶前筋膜脏层与壁层之间进行锐性分离。

2．不能损伤骶前筋膜，尤其要保护脏层筋膜的完整性。

3．直肠系膜的切除平面要低于肿瘤下缘5cm，直肠切缘距瘤缘2cm以上，要保护盆底植物神经丛。

应该特别注意，直肠癌手术同样应遵守整块切除原则。清除区域淋巴结、淋巴管时不应中间切断，切除之肠系膜及其周围组织应为扇形或倒三角形。需强调的是，应充分地将腹膜后脂肪组织、韧带等完整地切除。然而，对肠系膜根部周围淋巴结和直肠癌侧方淋巴结的清扫仍是需在切除肠管后才能进行的。

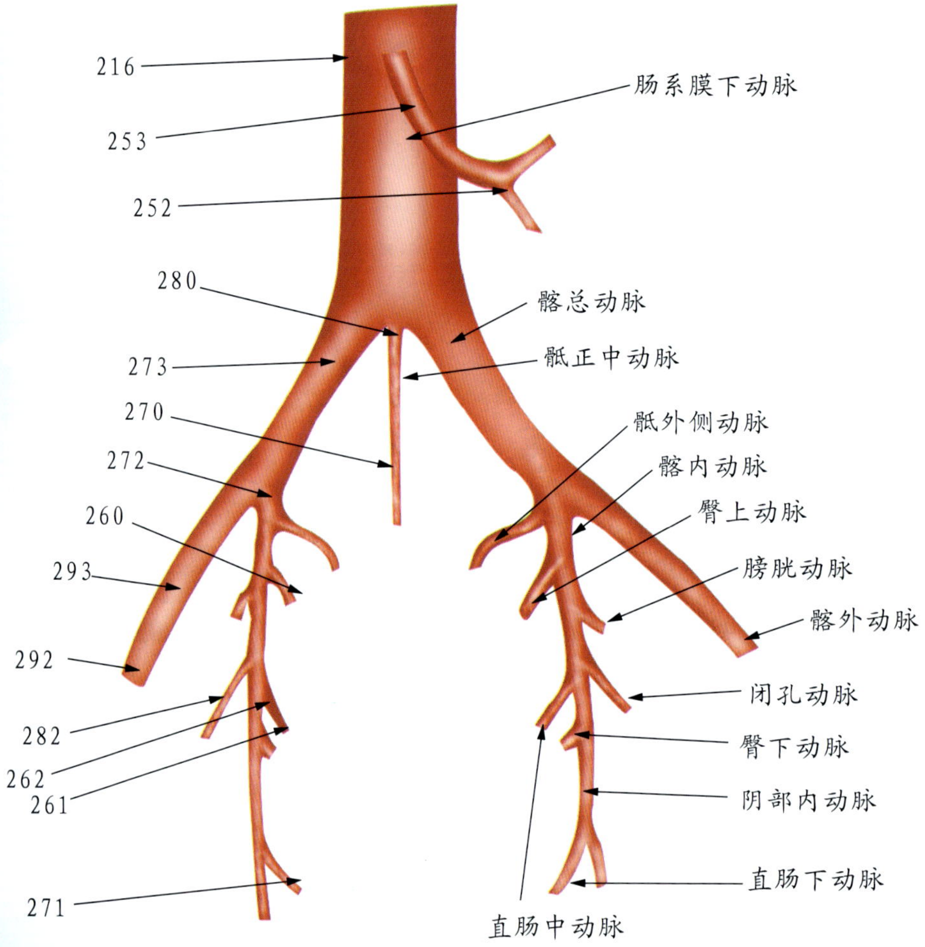

图 6-10 直肠癌淋巴结分组

第四节　经腹会阴直肠癌切除术

【适应症】

该手术为直肠下段癌的经典性手术方式，其适应症各家意见尚不完全统一。应根据病期早晚、肿瘤恶性程度高低、所在直肠的部位等因素确定。

（1）肛管癌是该手术明确的适应证。

（2）进行期直肠下段癌，浸润型、粘液癌、低分化癌、年轻病人，通常选用该术式为佳。

（3）进行期直肠下段癌，虽为限局型，但淋巴结已有明显转移，或癌周围有明显浸润者，也应行该手术。

【麻醉、体位】

麻醉：连续硬脊膜外腔阻滞麻醉（上、下两管）或气管插管全身麻醉。

体位：①截石体位：经腹会阴直肠切除术体位。②Goetze体位：经骶尾切口或括约肌切口限局型直肠癌局部切除术。③半侧半腹卧位：为腹骶式直肠癌根治术体位。

【手术操作步骤】

1. 手术范围

切除范围包括肛管、直肠、乙状结肠大部及周围组织，如坐骨肛门窝内的脂肪、神经及淋巴结组织，以及肛门括约肌、肛提肌、直肠侧韧带等。

淋巴结的清扫，包括肠系膜下动脉及直肠上动脉周围，髂动脉系统所属淋巴结，盆壁淋巴结（图6-11）。

为了便于操作，术者通常站在患者的左侧，这样有利于骶弯的游离，当清扫左侧盆壁时，术者移位于患者的右侧。一助站在术者的对侧，二助站位于患者两腿之间。

该手术可分两组（腹部手术组及会阴手术组）进行，其优点是当腹部手术完毕后，不需翻动病人，即可进行会阴部手术，而且可两手术组联合进行操作，增加手术的完全性，并能缩短手术的时间。

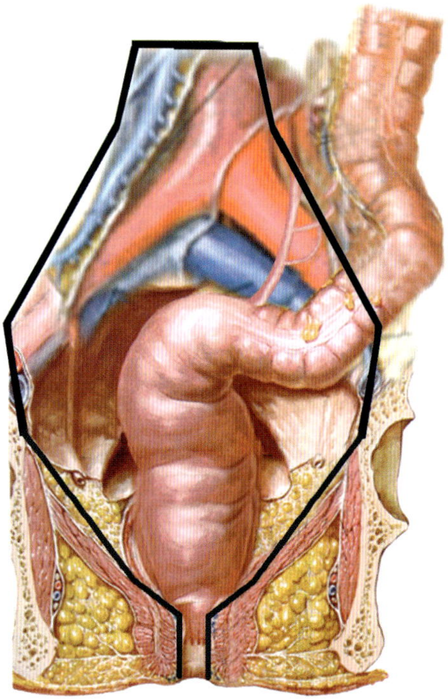

图 6-11　直肠癌清扫范围

2.切口

下腹正中绕脐切口。起自耻骨联合至脐上6～8cm正中切口。切开皮肤后，改用电刀切开腹壁各层。应注意切开下部腹膜前，应将膀胱向下推剥，沿膀胱左侧剪开腹膜直达耻骨联合。切口右侧绕脐为宜，以免与人工肛门装置重叠造成压迫（图6-12）。

3.探查

探查有无肠粘连，以及腹水的性状。如有腹水，则应从直肠窝采取标本，做脱落细胞学检查。

助手用拉钩将腹壁向上提拉，触诊肝、胆、胰有无异常，同时确认胃管前端的位置是否合适。

按顺序触诊回盲部、盲肠、升结肠及肝曲、横结肠及脾曲、降结肠及乙状结肠。直肠触诊应仔细认真，确认癌灶的位置、范围及与周围脏器的关系；同时触摸腹主动脉周围、肠系膜下动脉周围、髂动脉分支周围有无肿大的淋巴结。

通过探查，判断有无手术切除的可能性，或明确操作中的注意事项。

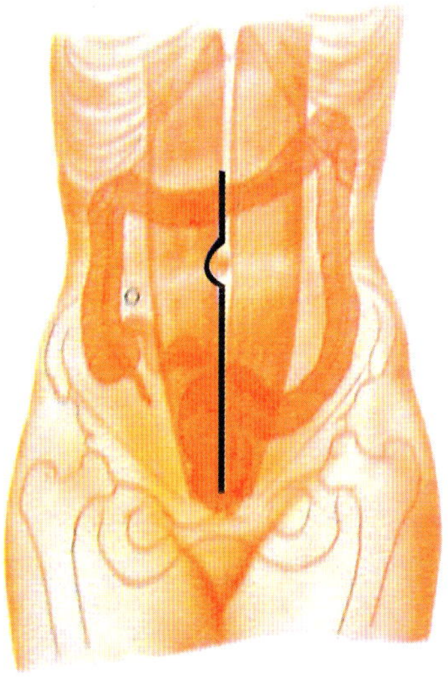

正中切口

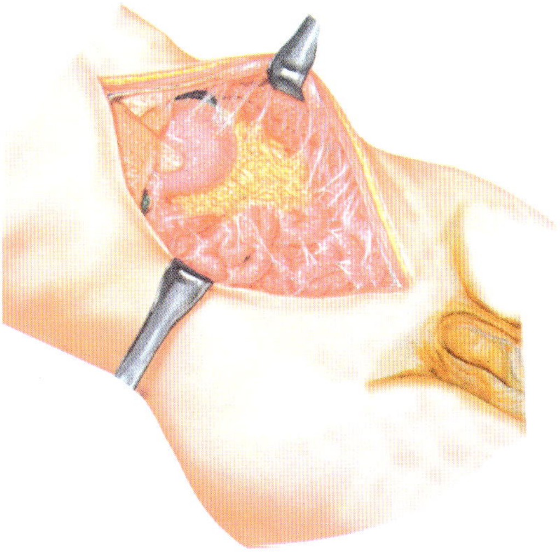

图6-12 切开腹壁

4.扩大手术野

将腹壁切口用纱布垫保护好，用三翼拉钩扩展切口及手术野，膀胱浆膜缝合两针，固定在耻骨联合上缘。

将小肠排置在右上腹腔，用大布垫堵隔，以免小肠滑向盆腔；或在切口右侧夹放一个大塑料袋，内盛生理盐水300～500ml，将小肠放入塑料袋内。

直肠上动、静脉近根部结扎，以防术中癌细胞血行扩散。在乙状结肠下段系膜上戳孔，穿过纱布结扎乙状结肠，以防癌细胞在肠管内扩散。

5.上方清扫除切离

清扫方法首先是游离左侧乙状结肠附着面：向右侧提起乙状结肠，切开其左侧的腹膜，将乙状结肠系膜从后腹壁游离，显露腹膜后的脏器。要仔细结扎小血管，避免出血；分离层要清楚，不能交错。

显露左侧精索动、静脉及输尿管：将乙状结肠及降结肠系膜后脂肪组织完全剥离出来。为了避免损伤左侧输尿管，可用一胶皮条将其牵引提起。辨认清楚左侧精索（或卵巢）血管后，再进一步向内侧分离，直达腹主动脉和左髂总动脉。

显露右侧输尿管、下腔静脉、腹主动脉：分离切除右髂总动、静脉前脂肪组织和淋巴结。右侧输尿管跨过髂血管进入盆腔，应注意保护，不宜游离，以免影响其血循环。沿髂血管向上分离下腔静脉及腹主动脉，直达十二指肠水平段下方，清扫周围的淋巴结和脂肪组织。

处理肠系膜下静脉：向下牵拉乙状结肠，展开降结肠及乙状结肠系膜，从腹主动脉的左侧找到肠系膜下静脉，在此高度切断周围的肠系膜，显露肠系膜下静脉，予以切断、结扎。但不能损伤降结肠系膜的边缘弓血管。肠系膜处理到乙状结肠的切离线，左结肠静脉可以从主干处结扎、切断。

切断结扎肠系膜下动脉：肠系膜下静脉切断后，将降结肠系膜向下牵拉，进入后腹膜下层，清扫腹主动脉左侧，显露肠系膜下动脉根部，钳夹、切断、结扎，近心端双重结扎。对腹主动脉左侧的脂肪及淋巴结进行认真的切除，向下直达左髂总血管。

处理乙状结肠系膜，切断乙状结肠：将已游离完毕的乙状结肠及降结肠提出腹腔外，测试人工肛门腹壁段所需肠管的长度，确定切断线后，剪断相应的系膜，要求保留段乙状结肠供血良好。在切断线近侧端置肠钳，远侧端置大直钳，切断肠管，远端用粗线结扎后，再套以男性避孕套或医用手套，放入盆腔。近端用中号丝线缝合数针，以肠内容物不外渗为度，再经药液消毒后，用纱布包裹，备作人工肛门。上述操作，均应注意保护乙状结肠边缘血管弓。

动、静脉深处可见白色闭孔神经，应将其周围的脂肪组织清除掉。再沿髂内动、静脉走行，尽量将周围的脂肪结和淋巴结清除干净。其中臀上动脉和臀下动脉可予以结扎。

6. 直肠后方的分离

直肠固有筋膜与盆壁筋膜之间为一解剖学上的间隙，游离直肠时应在此间隙内进行，避免进入盆壁筋膜的

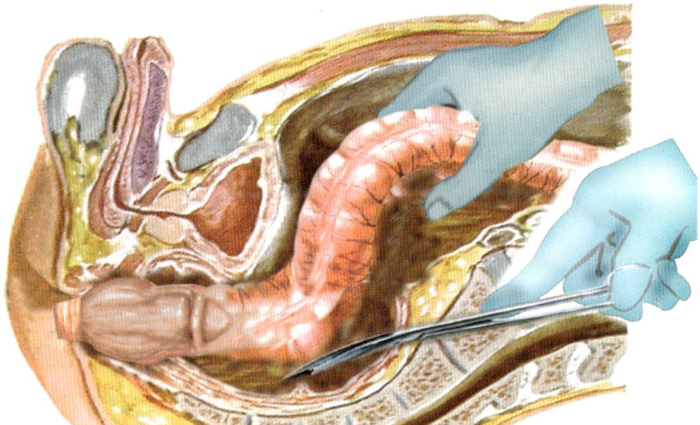

图 6-13 直肠后方分离

清除髂血管周围淋巴结：从腹主动脉分叉部开始，沿髂总动脉、髂外动脉切开骨盆缘腹膜，清扫髂血管周围淋巴结。首先清除周围淋巴结，再清除髂外、髂内间脂肪组织。在髂外

深面，以防损伤骶前神经丛及骨盆神经丛。具体操作是，提起乙状结肠及其系膜，助手用特制大弯拉钩，将直肠及固有筋膜向前下提拉，术者右手持长剪刀剪开疏松的结缔组织，钝锐

结合切除周围的脂肪组织及淋巴结，从骶骨前凹向下直达尾肌尖及两侧肛提肌平面。继之用手指向直肠两侧分离至直肠侧韧带（图6-13）。

壁整块切除，特别注意彻底止血。此处操作应防止损伤输尿管及后尿道（图6-14）。

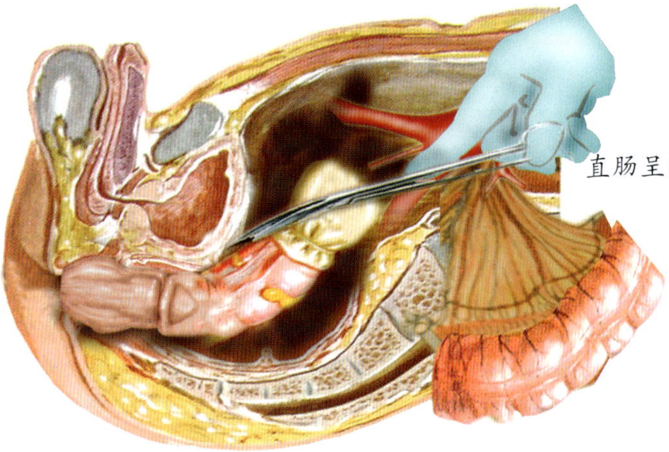

图6-14　直肠前方游离

7. 剥离直肠前方

将直肠两侧后腹膜切口向下延伸，在靠近子宫或膀胱处剪开直肠前腹膜反折部，左右会合。向前牵拉膀胱或子宫，向后推开直肠，钝锐结合，从DeNonvilliers筋膜的外侧分离，将生殖膈平面剥离，勿过于靠近直肠，以免发生直肠前壁穿孔。若癌灶位于直肠前壁，侵犯至精囊、前列腺或者阴道后壁，可连同精囊、前列腺、阴道后

8. 直肠侧方的剥离

直肠侧方的清扫分两个阶段。第一阶段是切断直肠侧韧带，完成腹部直肠的周边游离。此时会阴部手术组也接近完成肛门周围的显露，直肠连同下段乙状结肠由骶前会阴部切口挽出，留下一个较宽敞的盆腔，可进行第二步的盆壁清扫。

（1）切断直肠侧韧带：直肠的前、后方分离完毕后，进一步游离直肠的

两侧，切断Denonvilliers筋膜侧韧带。首先以右手食指推开侧韧带上、下缘的疏松组织，将直肠向左侧牵拉，显露右侧直肠韧带；然后靠近盆腔侧壁以长弯血管钳钳夹、切断、结扎侧韧带，同法处理左侧侧韧带。操作过程中，应随时注意输尿管下端进入膀胱的位置，勿使其损伤。当两侧韧带切离后，直肠及下段乙状结肠即可从骶前由会阴部切口挽出（图6-15）。

（2）髂内动脉周边的清扫：从髂内、外动脉分叉处向下显露髂内动脉主干，清除周围的脂肪组织和淋巴结。术中包括骶正中动脉和直肠中动脉的显露，尤其直肠中动脉的根部要剥离清楚，便于切断、结扎。

（3）闭孔神经周围的清扫：于腹膜后下筋膜处切断、结扎直肠中动脉，然后在髂外动脉的后下方显露髂内静脉，用静脉拉钩牵拉后，即可见到深面的闭孔神经，保护闭孔神经，同时清扫闭孔内的脂肪组织。

继续沿髂内动脉主干下行，显露出膀胱上动脉、闭孔动脉、子宫动脉及膀胱下动脉，清除周围的脂肪淋巴组织和淋巴结。

（4）切断直肠膀胱韧带：显露髂内动脉至阴部内动脉，可见到残存的直肠膀胱韧带、直肠膀胱韧带、直肠子宫阴道韧带。切断直肠膀胱韧带。如果没有浸润转移癌灶，彻底显露髂内动脉的分支是没有必要的，只要清除直肠中动脉根部及闭孔内的脂肪组织和淋巴就可以了。

（5）人工肛门肠段的准备：进一步测试留作人工肛门肠段的长度，多余者切除，过短者进一步游离降结肠或横结肠。突出腹壁处的肠段不宜过长，也不能太短，一般3～4cm合适。关闭左结肠旁沟处的空隙，缝合4～5针即可。乙状结肠腹壁段的脂肪垂可进行适当修剪，但不能影响血液循环。

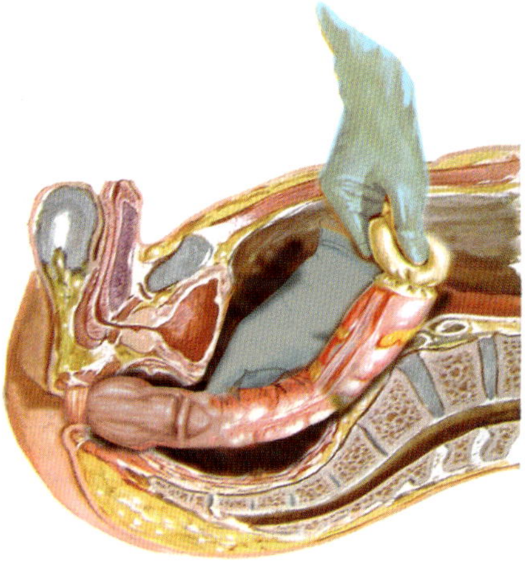

图6-15　游离侧方直肠骶骨韧带

9. 会阴部皮肤切口

如前所述，游离直肠至肛提肌附着直肠壁水平后，即开始会阴部手术。体位仍为膀胱截石位。会阴部皮肤和直肠内消毒后，往直肠内塞入一块大纱布，用粗丝线沿肛缘缝合一周，封闭肛门，以免术中肠液溢出，污染术野。如果肛缘环缝一道不放心，可再加固一道。切口以肛门为中心，前方从会阴中点开始，两侧达坐骨结节，后方至尾骨尖作一椭圆形切口。切开皮肤后，改用电刀切除两侧坐骨肛门窝内少许脂肪组织，将肛门皮肤向正中对贴靠拢，置鼠齿钳夹住，把持此钳继续切除坐骨肛门窝深部的脂肪组织（图6-16）。

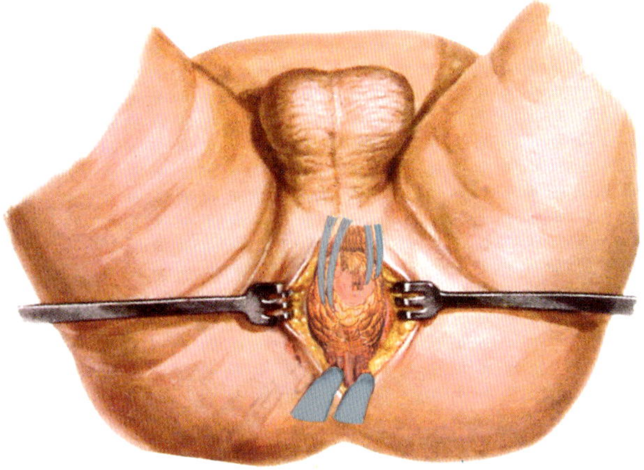

图6-16 游离肛周脂肪层

10. 切除肛提肌

坐骨肛门窝的外侧，有Alcok管，阴部内动、静脉，神经潜行其间，并有数条直肠下动脉分支达肛周，应一一切断、结扎。向上牵拉肛门，于尾骨前切断尾骨直肠韧带。术者左手食指从切口下方插入骶尾骨前面，先挑起分离左侧肛提肌，靠近骨盆壁钳夹、切断，同法切断右侧肛提肌，直达前列腺（或阴道后壁）附近。向前牵拉肛管，横行切开骶前筋膜，与腹组会师（图6-17）。

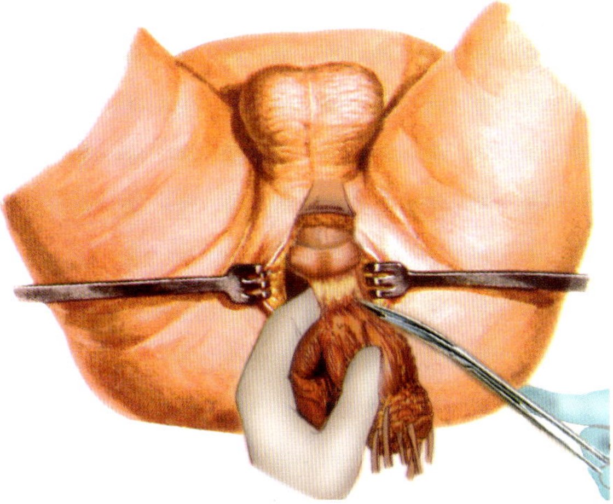

图6-17 切断提肛肌游离直肠前壁以保护前列腺

11. 会阴部直肠前方的切离

将已分离切断的直肠、乙状结肠从会阴部切口骶前拉出，准备剥离直肠前方。此处解剖结构复杂，层次不清，容易引起出血或者切除不充分。将直肠向下牵拉，切断肛门外括约肌深部向前的交叉纤维，再将两侧的耻骨尾骨肌钳夹、切断、结扎。术者左手食指及中指伸入盆腔内，置于前列腺与直肠之间，剪断直肠前附着的耻骨直肠肌和尿道直肠肌，将直肠移去。注意分离直肠前壁时，应紧贴直肠生殖膈及前列腺包膜，随时触摸留置尿管，防止尿道球部及膜部的损伤，也不能牵拉直肠过紧，造成直肠癌灶处破裂。

12. 会阴部创口处理

大量清水冲洗盆腔后，仔细观察创面有无渗血，如无渗血则缝合会阴部创口。盆腔留置一条双腔引流管和一条乳胶引流管，于切口外侧戳孔拉出。如果盆腔出血多，止血效果不好，可用大块油纱布填塞压迫，用“T”形带兜器加压包扎（图6-18、图6-19）。

如果术中直肠破溃污染，则会阴部切口不宜缝合，可用剪去手指的橡皮手套衬托创面，内以盐水纱布松松填塞，引流伤口，以后从手套内抽出纱布，则不致给病人造成痛苦。

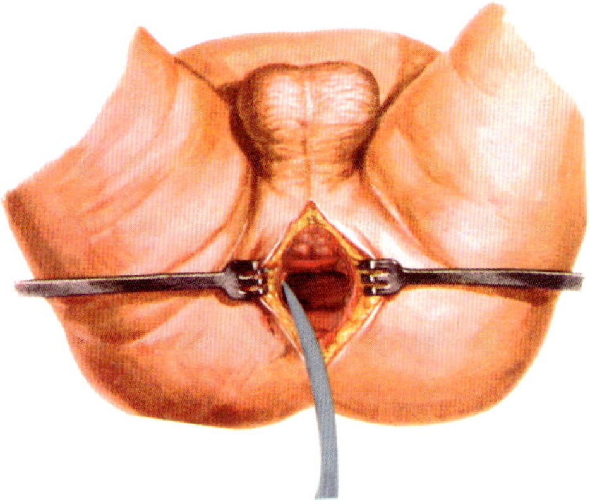

图 6-18 盆壁彻底止血

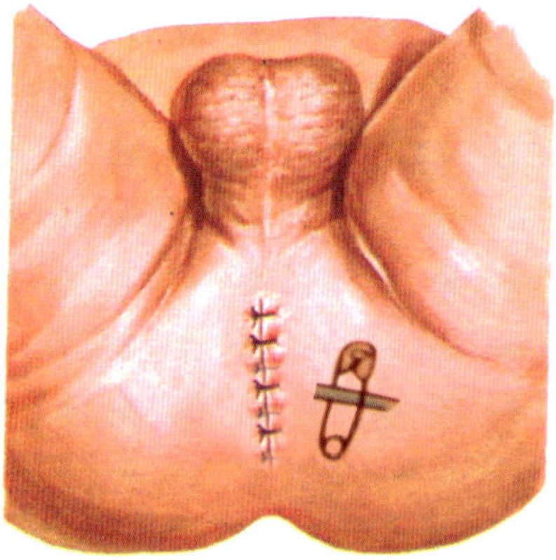

图 6-19 盆腔放置引流管，缝合会阴切口

13. 关闭盆底腹膜

间断缝合盆底腹膜，将输尿管摆放至原位，并探查盆底引流管放置高度是否合适，缝合乙状结肠与侧腹膜间隙很重要，可防止术后内疝。

14. 人工肛门的造设

（1）切口

一般在左髂前上棘与脐连线的中、外 1/3 交界处。如果身材过矮者，可适当提高造口位置，以免髂嵴影响粪袋的安放。用皮巾钳提起该处皮肤，做一圆形皮肤切口，直径3cm左右，用电刀切除该处皮下脂肪组织、腹外斜肌腱膜，再按纤维方向钝行分开腹内斜肌及腹横肌。切开腹膜，将腹膜的切缘与皮肤的真皮层用1号丝线间断缝合（图6-20）。

用胶皮手套套住乙状结肠的断端，经腹壁造口将乙状结肠拉出腹壁外3～4cm，注意不要扭转。将乙状结肠浆肌层与腹膜缝合8针，皮肤与乙状结肠浆肌层间断缝合4～6针，与切口同时折线。

（2）肛门口的处理

经人工肛门口向乙状结肠内插入一条橡皮管，用10号丝线在距腹壁切口3cm处将肠管与橡皮管一并扎紧，用凡士林油纱布包扎。另一方法是不插入橡皮管，改用直止血钳在距腹壁2～3 cm处钳闭肠管，并用油纱进行保护，72小时后切除钳夹的远方肠管，开放人工肛门。

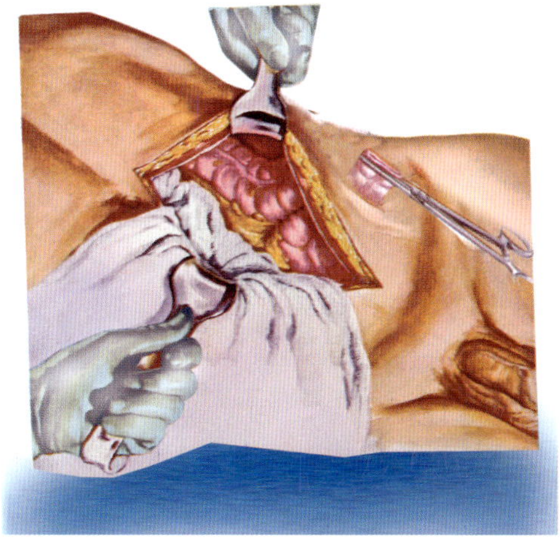

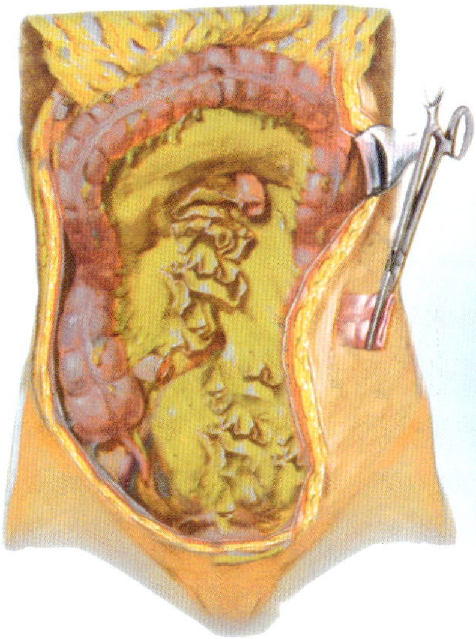

图6-20 结肠造口位置

第五节 保留肛门括约肌的直肠癌切除术

直肠癌的保肛手术，目前越来越受到国内外肿瘤专家的重视。这不仅由于直肠癌生物学特性较为良好，癌灶下侵的距离较短，淋巴结转移少见，还由于吻合操作方法的改进（EEA的应用），使保留肛门括约肌的技术（SST）有了广阔的前景。目前，临床上较常用的保留肛门括约肌技术有6种：①低位前方切除术（LAR）；②拉出式直肠切除术；③经腹骶直肠切除术；④肛门内结肠肛管吻合术；⑤肛门外结肠直肠吻合术；⑥经括约肌入路直肠切除术。较常用的为第1、2两种手术方式。

保留肛门括约肌手术，都是在经腹、会阴直肠切除的基础上进行的。其切除范围包括对肿瘤上方和侧方扩散区域的清扫，必须切除肿瘤近端10cm以上，远端切线距瘤缘2cm以上，充分切除侧韧带的组织，清除盆壁髂内动脉分支周围的脂肪和淋巴结。所以其根治程度不亚于Miles术式，且又保留了肛门括约肌的功能，故深受患者的欢迎。

一、直肠癌低位前方切除术（Dixon术式）

所谓前方切除术，是与早年施行的直肠后方（骶）切除术相对而言的。进一步又可分为高位前方切除术及低位前方切除术两种。前者的切除吻合操作均在腹腔内进行，适应于乙状结肠癌或乙状结肠、直肠交界的早期癌；后者切除吻合操作均在盆腔内进行，适用于直肠、乙状结肠交界癌及直肠上段癌，即腹膜反折上方癌的根治术。直肠下端切线应距离瘤缘下3cm以上，吻合口应无张力。本节介绍直肠癌低位前方切除术（Dixon术式）。

【适应证】

腹膜反折部以上的直肠上段癌；进行期直肠癌，癌下缘距肛缘6cm以上者，且无明显淋巴结转移与局部浸润，但需注意浸润型癌施行保肛手术应十分慎重；早期癌和女性中期癌。

【麻醉及体位】

连续硬脊膜外腔阻滞麻醉（上、下两管）或气管插管全身麻醉。头低臀高的膀胱截石位。

【手术操作步骤】

切口，探查，结肠、直肠的游离，上方、侧方的清扫步骤基本同Miles扩大手术的步骤。由于骨盆的限制，且盆腔脏器供血丰富，给手术带来较大的困难，故要求操作熟练，仔细耐心（图6-21）。

1．直肠切线系膜的处理

首先要确定直肠远端切线的位置，充分估计癌缘下端的部位，一般应在2.5～3cm左右。由于操作困难，可以分次处理系膜，即为了不损伤肠壁，可分多次钳夹、切断、结扎系膜，且止血要充分。

2．冲洗直肠肛管

在直肠预定切离线的肛侧，用直角钳夹住直肠，由肛门插入肛管，用

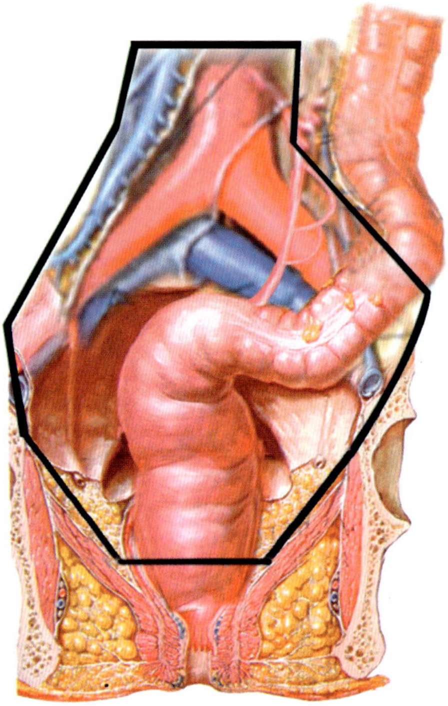

图 6-21 直肠癌低位前方切除清扫范围

生理盐水或低浓度的洗必泰液反复地冲洗肠腔，进行消毒灭菌。

3．切断肛门侧直肠

用无损伤血管钳钳夹剥离系膜后的直肠下端，用电刀切断直肠，移去标本。如果远端保留的肠管足够长，则先切断浆膜和肌层，然后切断粘膜层，进行充分止血，并用碘氟液或酒精消毒切线端。

4．游离松动结肠脾曲

为了使吻合口无张力，肠吻合前必须充分游离结肠脾曲。助手向上提拉横结肠，显露脾曲手术野。用电刀切离左侧大网膜，暴露脾结肠韧带，然后游离切断肾前筋膜层。助手向下牵拉横结肠和降结肠，分2～3次钳夹、切断、结扎脾结肠韧带，彻底止血。这吻合口可无张力（图6-22）。

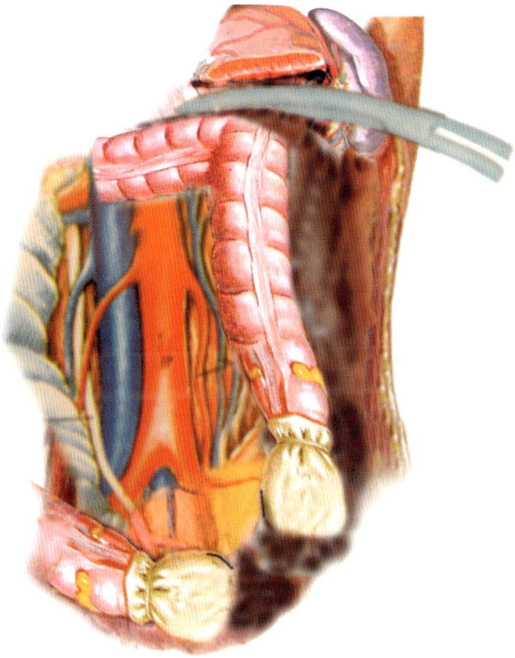

图6-22 切断乙状结肠残断纱布包扎

【结肠直肠端端吻合】

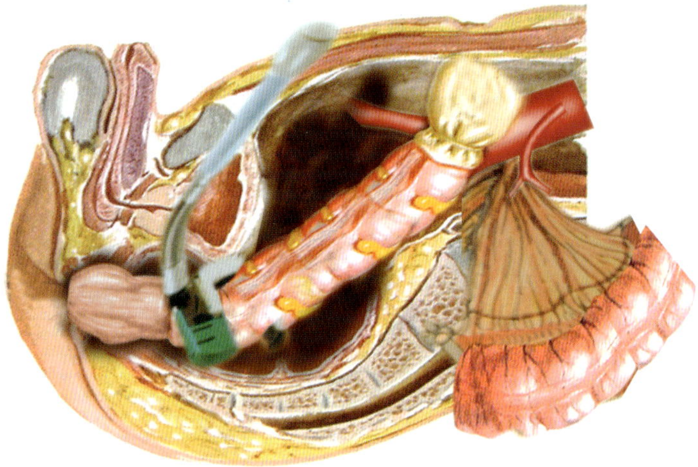

图 6-23 直线切割缝合器切断远端直肠

步骤一：

用荷包缝合器分别对结肠断端和直肠断端进行荷包缝合，并切除多余的组织。处理吻合部肠管的肠系膜，长度应根据所使用吻合器的大小而定。

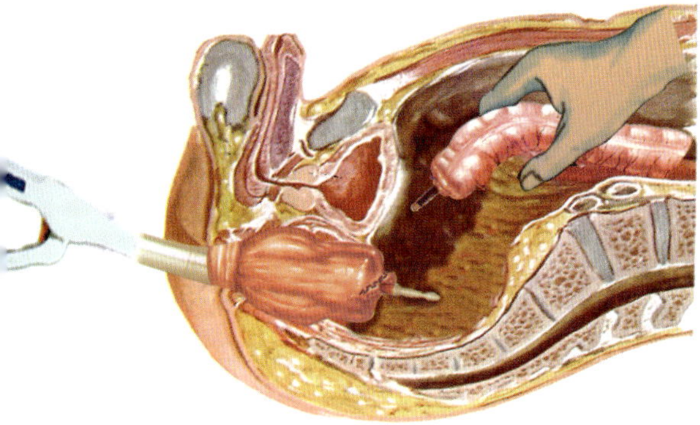

图 6-24 结肠置入钉砧头，
肛管置入圆型吻合器

步骤二：

从结肠断端插入圆形吻合器的钉砧头，将荷包线在砧头轴的底部（打结凹槽上）牢固地打结。如有多余组织，可将其切除。

将圆形吻合器的器身插入直肠内，使内置穿刺器完全伸出，进行荷包线打结。将砧头轴套在穿刺器上使之对合为一体。在确认了吻合器完全合体后，关闭器械，并在确认肠系膜没有扭曲后，便可进行击发。吻合操作完成后，从器身中取出2个“玫瑰花瓣”状的组织，检查组织的四周是否均被全层切断，并确认荷包线未被切断（图6-24）。

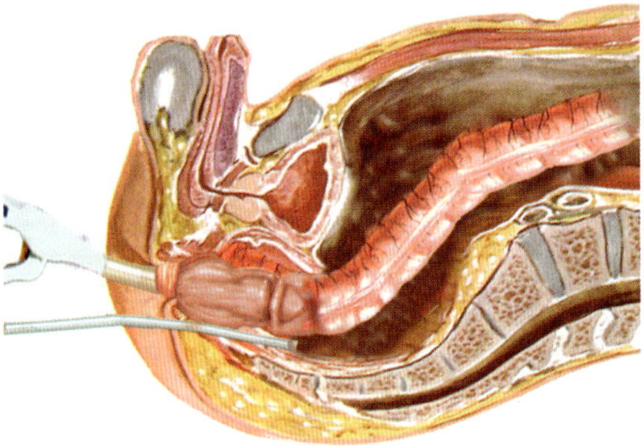

图 6-25 直肠与结肠吻合后，
骶前放置引流管

步骤三：

吻合完成，从肛门取出器身（图6-25）。

5．冲洗盆腔放置引流管

用生理盐水反复冲洗盆腔，查无出血，在盆底吻合旁放置1～2条乳胶引流管，或者一条双腔引流管，注意关腹时悬吊膀胱。

二、拖出式直肠切除术

1888年，Hochenegg首创此种术式，以后被Bscon加以推广，随后又被不断改进，目的是在根治的前提下，能更好地保存肛门的功能。

手术要点是游离直肠至肛提肌平面，切除肿瘤肠段，扩肛后将近侧结肠经远侧直肠拉出至肛门外7～10cm，10天以后在肛管处切断外置的结肠，不需要作肠吻合。

腹部操作同低前切除的步骤，肛门侧切除范围与处理方法因术式而不同。以下介绍有代表性的Bacon术式。

【适应证】

直肠癌的下缘位于腹膜反折部或距离齿状线8cm以上；恶性程度低、病变早期、癌下缘距肛缘6cm。

【麻醉及体位】

连续硬脊膜外腔阻滞麻醉、气管插管全麻。头低臀高的膀胱截石位。

【手术操作步骤】

（1）切口，探查，游离降结肠、直肠及乙状结肠，上方及侧方的清扫基本同直肠低前切除的手术步骤。

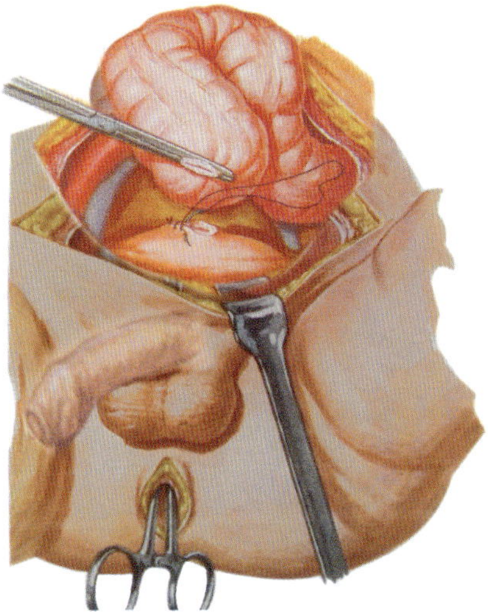

图 6-26 充分游离结肠，保护肛管血运

（2）结肠的游离要充分，需要切开胃结肠韧带及脾结肠韧带，方能将结肠从肛门拉出而使之无张力（图6-26）。

（3）在预定切除线处以粗丝线将乙状结肠结扎作为标记。提起直肠，在距肿瘤下方5cm处另以粗丝线结扎直肠。

（4）切断直肠：以大量盐水或洗必泰冲洗直肠及会阴部，重新消毒会阴部皮肤及直肠粘膜。充分扩张肛门括约肌。用血管钳经肛门向上夹住结扎处的直肠壁将其向外翻出。在齿状线上方1～2cm处切断直肠。通过肛管将直肠及乙状结肠轻轻拖出。操作应轻柔。如果瘤体过大，不能由肛门拖出，可在腹部分别将肿瘤上下的乙状结肠及直肠切断，移去肿瘤，再将乙状结肠切端通过肛管拉出（图6-27）。

（5）拖出结肠及直肠断端的缝合固定：乙状结肠拖出的长度，一般以上方丝线结扎处露出肛门外5～8cm为宜。应检查肠管有无扭转，张力是否过大，血运是否良好。然后以0号铬制肠线将外翻的直肠远端间断缝合于结肠壁上，再将乙状结肠的脂肪垂缝合固定于肛门周围皮肤上，距肛门 5～8cm 处切断结肠。在结肠内放一直径 1cm 的乳胶管，末端接负压引流，以免内，并用 T 形带捆扎于腰间。

骶前间隙放置一条乳胶引流管，从尾骨前戳孔引出接无菌袋，记引流量。

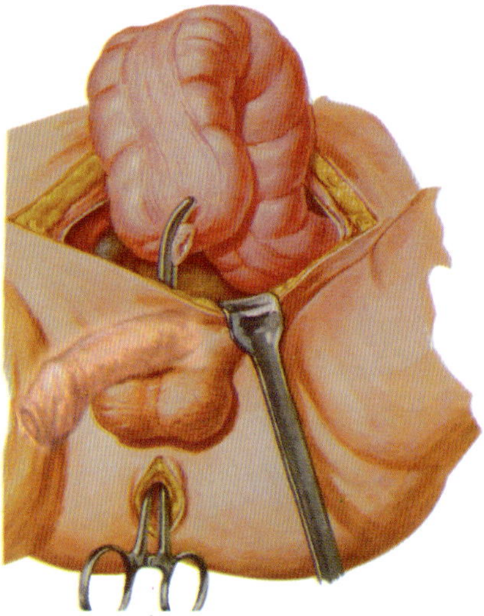

图 6-27 结肠由肛门拖出

肠内容外溢污染创口（图 6-28）。

（6）拖出结肠的保护及腹腔引流：拖出的结肠周围以盐水纱布包扎，以后每天用温盐水灌洗结肠，清洁局部皮肤，更换敷料。术后当日和次日要严密观察拉出结肠的血运情况，如有色泽变黑、管壁塌陷，拉出结肠膨胀积气、边缘动脉搏动消失等情况，表示有坏死，应及时向肛门括约肌注射 2% 普鲁卡因 20ml，无效时酌情手术处理。拉出之结肠一周后可装入塑料袋

（7）手术后 10～14 天，拖出的结肠与周围组织初步愈着，此时可行二期手术。可选用鞍麻或低位蛛网膜下腔阻滞麻醉。会阴部清洁消毒后，拆除原肛门口缝线，距直肠断端下方 1cm 切断多余的结肠，用 3-0 铬制肠线将结肠断端与直肠断端间断缝合一周，可将吻合口轻轻送回肛内。

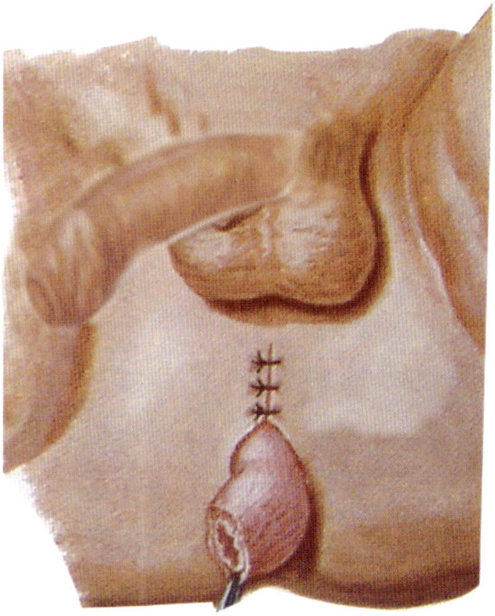

图 6-28　乙状结肠拖出肛外 5～8cm

三、肛门外结肠直肠吻合术

该手术又名重积法。这种保留肛门括约肌的手术是由 Castrini 和 Hautefeuille 首先报告的。适用于肿瘤下缘齿状线仅有 3cm 的早期局限癌。

首先完成左半结肠和直肠的游离，包括直肠侧韧带的切除，直达肛提肌平面。然后在肿瘤近侧切断直肠，将直肠远侧端由肠腔内经肛门外翻拉出，显露出齿状线。将近端肠管自远侧外翻的肠管中央拉出，在齿状线的外边切断重叠的肠管，施行结肠直肠单层吻合术。

【适应证】

适用于直肠下段瘤体较小的早期局限型癌。

【麻醉及体位】

连续硬脊膜外腔阻滞麻醉、气管插管全麻。膀胱截石位。

【手术操作步骤】

1. 切断口侧端肠管，将远侧直肠经肛门内翻脱出。

口侧端肠管预定切线的周围要充分剥离，切断后用丝线缝闭断端，保留边缘血管弓。用长钳伸入肛门，夹住直肠断端，缓慢谨慎地将直肠由肛侧内翻脱出（图 6-29）。脱出时要上下紧密配合，下方轻轻地牵拉，上方用指尖在腹腔内进一步钝行剥离直肠与肛提肌的附着部。

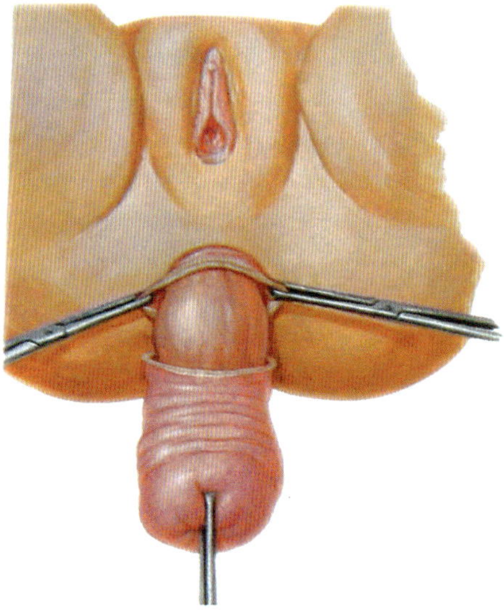

图 6-29 直肠经肛门内翻脱出

2. 切断内翻脱出的直肠

确认肿瘤的位置，选择切线处，用刀切离直肠的前壁，然后用电刀切断后壁，移去标本（图6-30）。

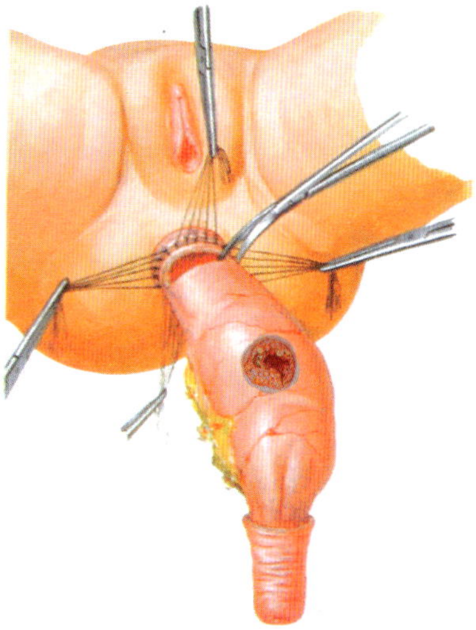

图 6-30 切断内翻脱出的直肠

3. 结肠直肠吻合

以长钳将近端结肠拉出肛门，不能使其扭转或撕破出血，与远侧直肠对位，准备行结肠直肠吻合术。

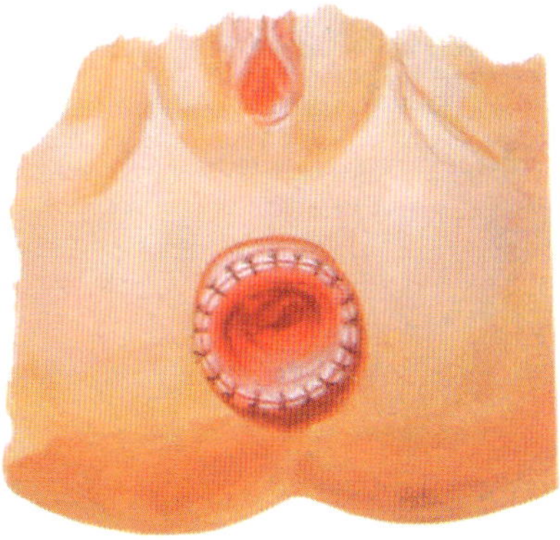

图 6-31 结肠直肠吻合

结肠直肠端端单层Gambee缝合前后壁，间距均匀，打结牢靠。检查满意后将吻合口轻柔地送入盆腔，在盆腔内将吻合口悬吊在肛提肌筋膜上，用4号丝线两侧各缝合2针（图6-31）。

4. 冲洗及引流

用大量的盐水或洗必泰液冲洗盆腔，并检查有无出血点。用双腔引流管或者乳胶管置放在盆底，由骶前尾骨尖戳孔拉出，接负压引流。肛管内放一条乳胶软管，待自行排气后可拔除。